Volker Sautter

Denk dich gesund!

südwest

Denk dich **gesund!**

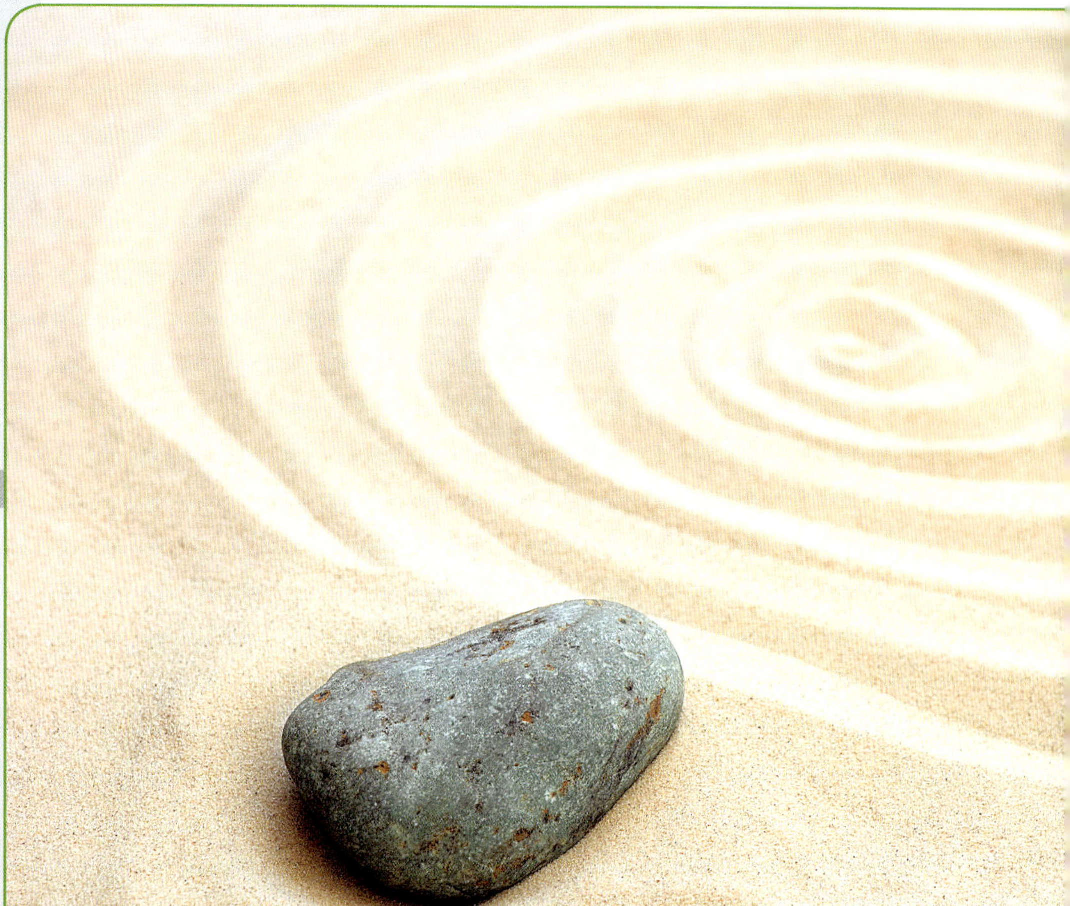

Inhalt

Vorwort	Volker Sautter	4
Vorwort	Nils Hemme Hemmen	7
Krank oder gesund?		10
Mentaltraining – was ist das?		18
PROWENTVS – die Methode mit System		26
Entspannung – wie erreiche ich sie?		34
Konzentration – auf den Punkt gebracht		44
Selbstbewusst dem Leben gegenüber		54
Die Gesundheit ist wie ein Haus		64
Bluthochdruck – ein unheilvoller Vorbote		70
Kopfschmerz – unheilvoller Vorbote No. 2		76
Mentaltraining unter sinnvoller Anleitung		84
Experten über Mentales Training		90
Impressum/Bildnachweis		96

Vorwort

Volker Sautter

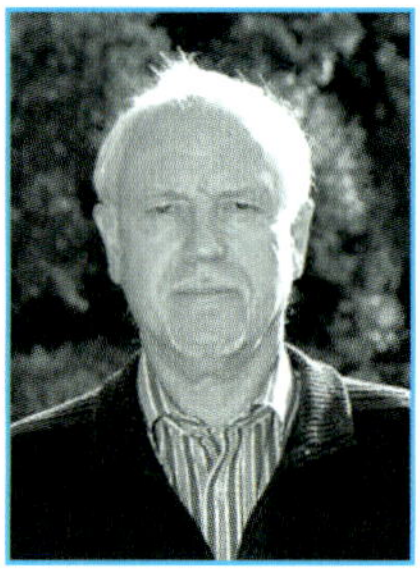

Liebe Leserinnen, liebe Leser,

wie wir als moderne Menschen ja wissen, spielen sich sehr viele Bereiche des Lebens nahezu ausschließlich im Kopf ab. Hinzu kommt die Tatsache, dass in der heutigen, mit Stress und Hektik beladenen Welt fast alle Menschen irgendwann in ihrem Leben längere Zeit unter Schmerzen leiden oder unter psychischen Beeinträchtigungen. Gerade diesen Themen widme ich seit mittlerweile langen Jahren meine Arbeit.

Zuallererst aber möchte ich mich Ihnen etwas näher vorstellen: Ich wurde am 27. September 1951 in Tübingen geboren. Von Geburt also Schwabe – das heißt immer gut drauf und erfinderisch – absolvierte ich nach der Hauptschule 1966 eine Ausbildung zum Industriemechaniker. Danach den Elektroniker-Pass an der IHK und dann den Servicetechniker im Fachbereich Elektromedizin. Im Jahr 1975 vollzog ich dann noch bei der Deutschen Bundesbahn eine Ausbildung zum Lokomotivführer. Nach dieser vorwiegend technischen Ausbildungsphase veränderte sich mein beruflicher Lebensweg nach einer persönlichen Begegnung erheblich.

Denn im Jahre 1994 begann ich am Höferlin–Institut in Weil am Rhein ein Privat-Studium, das ich mit erfolgreichem Abschluss zum Diplom-Lehrer für autogenes Training, Masseur und Kunst der Beratung abschloss.

Vorwort

Seit 1995 erarbeite ich mentale Therapie-Programme für die Bereiche körperliche und seelische Gesundheit, Fitness- sowie Leistungssport (Profi-Fußball, BBL-Profi-Basketball, Golf, Leichtathletik, Handball etc.).
Die Wirksamkeit meiner Programme belegen sowohl viele Erfolge im Sport wie auch solche mit zahlreichen meiner Patienten. So erreichte beispielsweise der Fußball-Regionalligist SSV Reutlingen unter Hinzuziehung meines speziellen Mentaltrainings für Fußballspieler die Deutsche Amateur-Meisterschaft im Jahre 1997. Danach arbeitete ich für Joachim Löw (heutiger Bundestrainer der Deutschen Fußballnationalmannschaft) beim VFB–Stuttgart. Im Januar 1999 verpflichtete mich der Trainer Wolfgang Frank in die 2. Fußballbundesliga zu den Profispielern von Mainz 05, bei denen ich bis 2001 tätig war. Im Jahre 2005 verpflichteten mich die Tübinger Walter-Tigers per Schnelleinsatz, um dem sicheren Abstieg aus der 1. Basketball-Bundesliga zu entgehen. Auch dieser ‚Feuerwehreinsatz' funktionierte, und wir alle schafften noch den Klassenerhalt in sprichwörtlich letzter Sekunde. Ein weiterer positiver Effekt meines Mentaltrainings im Profisport wurde zudem offenbar: Durch meine speziell entwickelten Sportprogramme nahmen in allen Sportarten, in denen ich mental trainierte, zudem die Muskelverletzungen ab!

Neben meiner Arbeit für den Sport gilt meine Arbeit aber auch vielen Patienten, die sich mit Schmerzen sowie psychischen Problemen an mich wenden. Ebenso unterstütze ich Schlaganfallpatienten mit individuellen Motorik- und Motivationsprogrammen. In jüngerer Zeit entwickelte ich spezielle CD-Therapiekurse zu den Themen: Bluthochdruck, Migräne, Nichtraucher, Atemwegserkrankungen, Kopf und Psyche, Rücken und Gelenke sowie Schlafstörungen. Außerdem erstellte ich spezielle Programme für Frauen in den Wechseljahren, gegen Schul- und Studiumsstress sowie individuelle Depressionsprogramme. Besonders auch diese Programme werden mittlerweile sehr aufmerksam von der Wissenschaft beachtet und unterstützt.

Will man das Besondere meiner Arbeit auf den Punkt bringen, liegt der eigentliche Wert hier vor allem auch in der Einfachheit meines mentalen Trainingsansatzes. Denn: Viele mentale Techniken wie autogenes Training oder Autosuggestion bedürfen einer relativ langen Erlernphase, ohne die eine sinnvolle Anwendung eigentlich nicht möglich ist. Meine mentalen Trainingsprogramme sind dagegen in jahrelanger Arbeit so entwickelt worden, dass man keinerlei Vorerfahrung haben muss, um sofort aktiv mit dem Training beginnen zu können und damit schnellen Erfolg zu haben.

Hierfür möchte ich insbesondere auch all jenen Menschen danken, denen ich begegnen durfte und denen ich glücklicherweise sehr oft helfen konnte. All jene haben mich – jeder auf seine ganz spezielle Weise – auf dem Weg hin zu einer ganzheitlichen Heilmethode unterstützt und haben so letztendlich auch mir Hilfe zukommen lassen.

Ihr Volker Sautter

Vorwort

Nils Hemme Hemmen

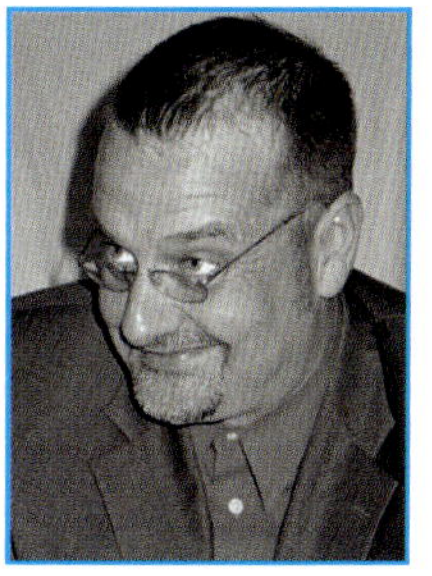

Liebe Leserinnen, liebe Leser,

spätestens seit Jürgen Klinsmanns WM-Erfolg 2006 ist mentales Training für viele ein durchaus bekannter Begriff. Ein Begriff für modernes Gesundheitsverständnis und für ganzheitliches Denken, wenn es um die Gesundung und Gesunderhaltung des eigenen Körpers und der eigenen Seele geht. Mentales Training – das werden Sie bemerken bzw. haben es bereits bemerkt – besteht im Wesentlichen aus zwei Gestaltungselementen: Sprache und Musik. Ich bin bei „Denk dich gesund!" für die Musikproduktionen zuständig.

So möchte ich Ihnen kurz ein paar Informationen zur vorliegenden Musik geben, die die Grundlage zu den vorliegenden Kompositionen von „Denk dich gesund!" bilden. Mentale Musik für Trainingszwecke soll ein bisschen sein wie die sprichwörtliche eierlegende Wollmilchsau. Sie soll schön klingen, aber nicht zu schön, denn das Wort hat beim mentalen Training ja Vorrang. Die Musik soll nicht monoton, sondern durchaus abwechslungsreich sein – aber, bitteschön, eben doch nicht zu abwechslungsreich. Denn keinesfalls soll die Sprache von der Musik abgelenkt werden. Wie löst man ein solches Problem als Musikverantwortlicher? Nun, ich habe mittlerweile jahrelange Erfahrung mit mentalen Kompositionen und habe vor allem auch viele Gespräche geführt mit Klienten von Herrn Sautter, die ich nach der Musik befragte. Die so erhaltenen Ergebnisse der Befragungen flossen stets in die danach entstandenen Musikproduktionen ein – so auch bei den Klängen für „Denk dich gesund!".

Darüber hinaus habe ich einen Gestaltungskatalog ‚Mentale Musik' entwickelt, der für jede weitere Komposition gelten wird: Zum Beispiel sollte der Grundrhythmus einer Komposition immer im Bereich eines durchschnittlichen menschlichen Ruhepulses angelegt sein. Das garantiert vom Tempo her auf jeden Fall Entspannung und Ruhe. Die musikalischen Leitmotive sollten dabei stets in Dur gehalten sein, weil dieses Tongeschlecht im Allgemeinen harmonischer wahrgenommen und somit ‚störungsfreier' angehört werden kann. Darüber hinaus sind die Arrangements der Musik grundsätzlich auf Basis natürlicher Instrumente erstellt, da diese Instrumente, wie beispielsweise Gitarre, Klavier oder Kontrabass, den HörerInnen grundsätzlich bekannt sind und somit eine vertrauensvollere Abhörsituation erzeugen. So schafft man eine Hörsituation, die der heilenden Sprache geradezu einen idealen Klangteppich bietet, um somit bestens wahrgenommen zu werden.

Nicht zuletzt hat die Musik auch einen konkreten Auftrag über die Schaffung einer angenehmen Hör-Atmosphäre hinaus: Sie soll sogenannte Minimalgeräusche wie Knistern im Lautsprecher, leiseste Verkehrsgeräusche von außen trotz geschlossener Fenster oder auch den eigenen Blutkreislauf im Ohr übertönen und somit eine ideale Voraussetzung schaffen für die heilende Sprache, damit diese unverfälscht in das Bewusstsein des Hörers gelangen kann und dort ihre Wirkung entfaltet.

Ich wünsche Ihnen, dass genau das auch bei Ihnen funktioniert und diese Klänge dazu beitragen können, Ihnen mehr gesundheitliche Lebensqualität zu verschaffen.

Ihr Nils Hemme Hemmen

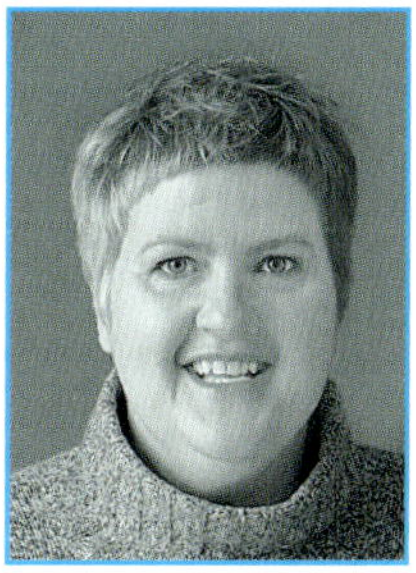

Beate Diem, Reutlingen
Problem: Burn Out

Warum ich Herrn Sautter zu Rate gezogen habe? Ich war in einem für mich völlig inakzeptablen Zustand. Als Inhaberin einer Werbeagentur muss ich konzentriert, zuverlässig, kreativ und auf meine Erfahrung zurückgreifend arbeiten können. Davon war ich weit entfernt. Ich war unkonzentriert, ich habe vieles angefangen und konnte es nicht zu einem Ende bringen. Es war eine quälende Suche nach einer Inspiration, die ich nicht fand. Ich hatte keine Ideen mehr. Ich habe meine Sachen verlegt, Anrufe vergessen, Notizen nicht weitergegeben. In einem Fernsehbericht habe ich erfahren, was Profi-Sportler mit einem abgestimmten Mentaltraining erreichen konnten. Das war der Ausschlag. So fand ich zu Herrn Sautter. Heute kann ich mich wieder sehr gut konzentrieren, ich bin meistens motiviert bzw. ich kann mich auch ungeliebten Dingen positiv zuwenden. Dann werden sie von mir auch erledigt. Was mir am wichtigsten geworden ist: Ich setze mich nicht mehr selbst unter Druck.

Schon nach vier Wochen hat sich mein Befinden grundlegend gebessert. Was passiert ist? Ich habe gelernt, in mich zu schauen. Herr Sautter hat mir gezeigt, dass in mir viele Antworten vorhanden sind. Er hat mir gezeigt, wie ich mit mir und meinem Körper kommunizieren kann.

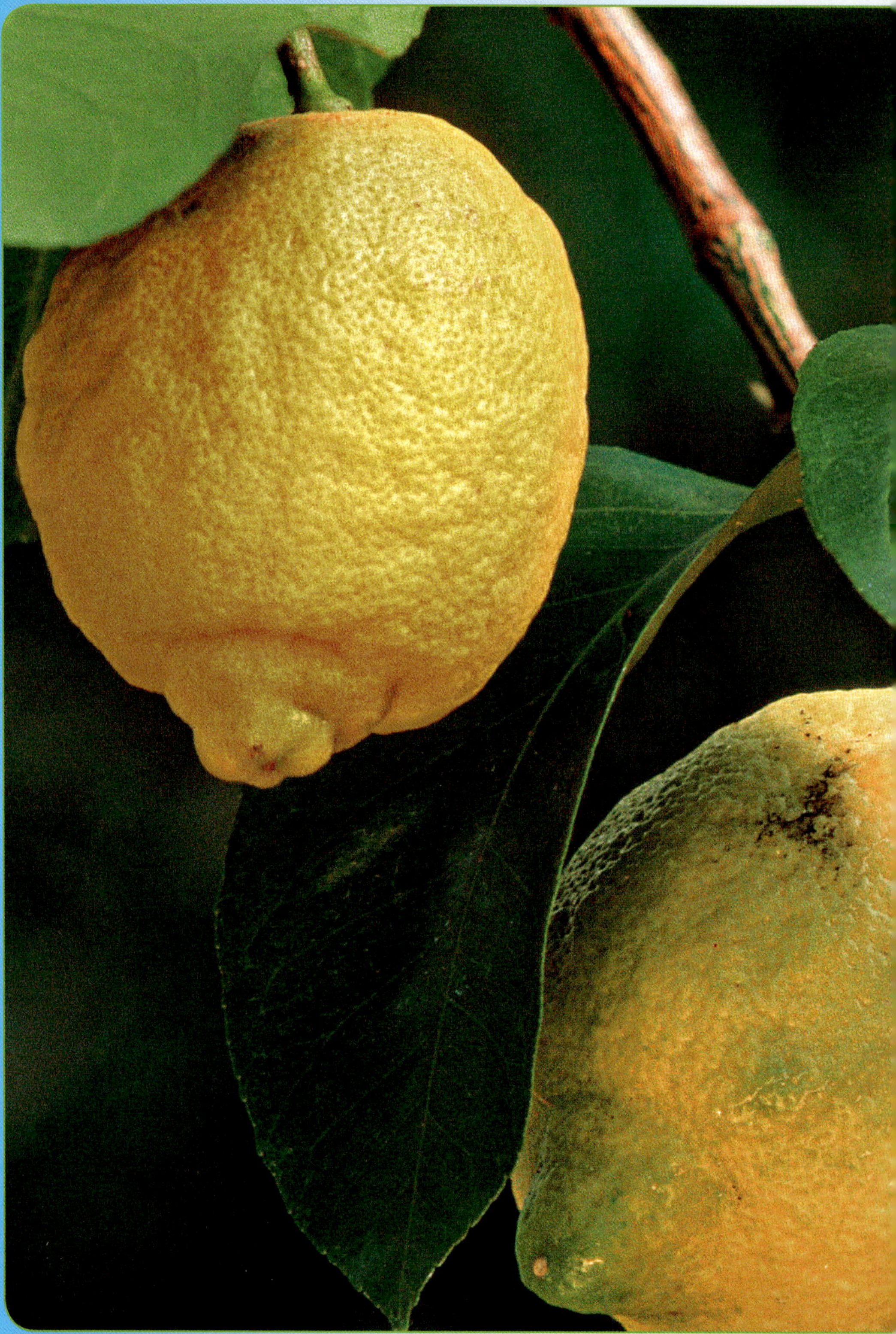

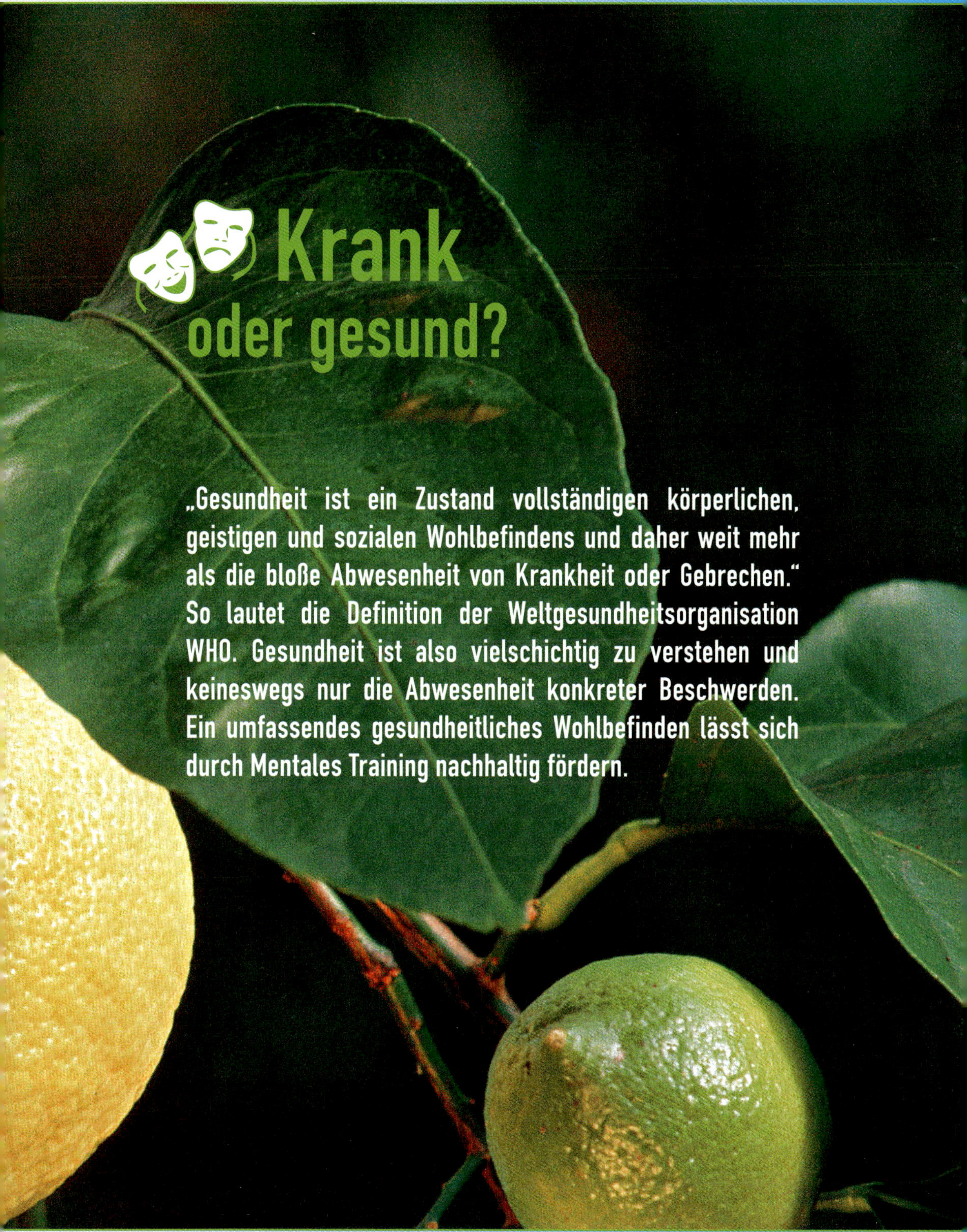

Krank oder gesund?

„Gesundheit ist ein Zustand vollständigen körperlichen, geistigen und sozialen Wohlbefindens und daher weit mehr als die bloße Abwesenheit von Krankheit oder Gebrechen." So lautet die Definition der Weltgesundheitsorganisation WHO. Gesundheit ist also vielschichtig zu verstehen und keineswegs nur die Abwesenheit konkreter Beschwerden. Ein umfassendes gesundheitliches Wohlbefinden lässt sich durch Mentales Training nachhaltig fördern.

Krank oder gesund?

Was eigentlich eine ganz einfache Frage zu sein scheint, entpuppt sich bei genauerem Hinsehen als gar nicht so einfach. Denn der moderne Gesundheitsbegriff besagt, dass Gesundheit weit mehr ist, als die bloße Abwesenheit von Krankheit. Wer also keine Schmerzen hat, keine Medikamente einnehmen muss und auch ansonsten beschwerdefrei ist, gilt deshalb noch lange nicht als gesund. Genau an dieser Tatsache setzt Mentales Training an.

Mentales Training
im Spiegel des modernen Gesundheitsbegriffs

Der moderne Gesundheitsbegriff heutzutage wird sehr oft über folgendes Bild vermittelt: Ein Floß – gestellt auf vier Fässer an jeder Ecke – schwimmt getragen von eben diesen Luftpolstern über bewegtes Strömungswasser. Das Wasser steht hier als Sinnbild für die alltäglichen Anforderungen, die zuweilen zu echten Stromschnellen werden können, wenn beispielsweise beruflicher oder privater Stress ins Spiel kommt. Die vier tragenden Luftfässer stehen hier für die folgenden Lebensthemen eines jeden Menschen:

Körperliches und seelisches Wohlbefinden, intakte Beziehungen zu anderen, materielles Auskommen und – last but not least – eine intakte Werte- und Sinnkultur, die befriedigende Antwort also auf die Frage ‚Warum bin ich überhaupt hier?' Die Transportfläche des Floßes ist dann laut modernem Gesundheitsbegriff die Gesundheit selbst. Der Zusammenhang zwischen diesem Vorstellungsbild und der Realität liegt somit klar auf der Hand: Ist ein tragendes Luft-Fass leckgeschlagen, gerät das Floß in eine (gesundheitliche) Schieflage. Sind zwei oder mehr Fässer defekt, droht das Gefährt zu kentern.

Ein Problem zeichnet sich ab!

So weit so gut – oder eben auch nicht. Denn folgendes Problem zeichnet sich vor dem Hintergrund dieser Vorstellung auf jeden Fall ab: Können wir heute die drei ‚Luft-Fässer' Soziales Netz, Finanzen und Sinn- und Wertekultur bei drohender Schieflage noch weitestgehend selbst beeinflussen, überlassen wir das vierte Luft-Fass dann doch eher sofort dem medizinischen Fachbetrieb. Dagegen ist grundsätzlich nichts einzuwenden, wäre daraus nicht ein riesiges Gesundheitssystem entstanden, das eben gerade aufgrund seiner Größe und Unüberblickbarkeit dem Einzelnen gleichzeitig auch Angst- und Ohnmachtsgefühle vermittelt.

Krankheit erkannt – Patient vergessen?

Fragen der Gesundheit werden automatisch und sofort in die Hände von Medizinern übergeben, die mit einem riesigen Fundus an wissenschaftlichen Erkenntnissen sogleich ans heilende Werk gehen. Darüber hinaus vergessen sie aber sehr oft den einzelnen Menschen.

Dieses Vergessen bedingt aber bei eben diesen Patienten häufig, dass aufgrund der vielen Fachbegriffe und Erkenntnisse eine gewisse Hilflosigkeit gegenüber der eigenen Situation eintritt. Es entsteht somit unter häufigen Umständen das bereits erwähnte Gefühl der Ohnmacht, was die eigene Gesundheit angeht.

Ohnmachtsgefühle

„Ich habe eine Krankheit mit einem unaussprechlichen Namen, und ich selbst habe wenig bis gar keinen Einfluss auf dieses Leiden, weil mir das medizinische Wissen darüber fehlt. Ich kann eigentlich nur tun, was man mir sagt ...“

So in etwa gestaltet sich das Grundgefühl vieler, deren Luft-Fass ‚Körperliches und seelisches Wohlbefinden‘ aus welchen Gründen auch immer leckgeschlagen ist. Dabei ist es nicht mal unbedingt die Medizin selbst, die für diese ungünstige Ausgangssituation zwischen Behandlungsbedürftigen und Behandlern sorgt. Sondern vielmehr das immer größer werdende Gefälle zwischen einem sich rasend schnell entwickelnden wissenschaftlichen Erkenntnisstand und dem naturgegebenermaßen begrenzten Auffassungsvermögens des Einzelnen. Und genau diese Situation kann absurderweise von Nachteil sein, wenn es darum geht, das ‚löchrige Fass‘ medizinisch wieder abzudichten.

Eine traurige Geschichte, die dennoch Hoffnung macht

Sie kennen vielleicht diese Erzählung: In einem Kühlhaus einer amerikanischen Großschlachterei schloss sich eines Abends nach Dienstschluss ein Schlachthofarbeiter aus Versehen selbst ein. Am nächsten Morgen fand man ihn dort auf – erfroren. Grundsätzlich ist nichts Ungewöhnliches an dieser traurigen Begebenheit, wäre da nicht die Tatsache, dass just dieses Kühlhaus aus welchen Gründen auch immer in dieser Nacht gar nicht am Strom angeschlossen war! Eine zweifelsohne tragische Geschichte, die jedoch auch zeigen kann, wie sehr die eigene geistige Einstellung das körperliche Wohlbefinden beeinflussen kann. Allerdings – und das ist hier die gute Nachricht – nicht nur negativ!

Wer positiv denkt, begünstigt positive Entwicklungen

Wie sehr die geistige Einstellung auch eine positive Kraft sein kann, die zur entscheidenden Grundlage eines modernen und zeitgemäßen Heilverfahrens geworden ist, belegt Mentales Training in der Heilung von zum Teil schweren Krankheiten. Oder anders geprochen im Sinne dieser Heilmethode: Hätte der Arbeiter im Kühlhaus fest daran geglaubt, dass die Kühlautomatik sowieso nicht funktioniert, hätte er auf jeden Fall eher überlebt – auch wenn sie angeschlossen gewesen wäre.

Frühe Kulturen und Mentaltraining

‚Der Glaube versetzt Berge!' Dieses Sprichwort, angewandt auf die Gesundheit, ist aber jedoch weder modern noch unbedingt zeitgemäß. Denn: Frühere Kulturen unserer Breitengrade wie auch viele noch heute existente Kulturen fremder Regionen wussten beziehungsweise wissen schon längst um die Heilkräfte des menschlichen Geistes. Und das oftmals schon seit Jahrtausenden. Dabei waren bei Heilern, Medizinmännern und Schamanen die heilpflanzlichen Kenntnisse natürlich genauso wichtig. Heilkräuter und -verfahren waren seit jeher genauso grundlegende Bestandteile einer Behandlung wie die geistig-mentalen Gesundungskräfte, die – und das ist wichtig zu wissen – damals wie heute in jedem Menschen vorhanden sind! Genau das ist eben auch die Grundwahrheit, auf die Mentaltraining baut. Man sollte keinesfalls die wichtigen Erkenntnisse der Medizin ignorieren, um sich ausschließlich dem mentalen Heilverfahren zuzuwenden. Aber man sollte unbedingt von den eigenen mentalen Selbstheilungskräften wissen, damit mentales Training zur noch schnelleren Gesundung führen kann. Denn nur wenn Selbst- und Fremdbestimmung in der heutigen medizinischen Behandlung in ausgewogenem Gleichgewicht zueinanderstehen, können Heilungsprozesse ganzheitlich ideal ablaufen. Und diese Ganzheitlichkeit ist es, die sehr häufig zu einer schnelleren Heilung oder zum tatsächlichen Abklingen von gesundheitlichen Beschwerden führen kann, denen man bisher machtlos ausgeliefert war.

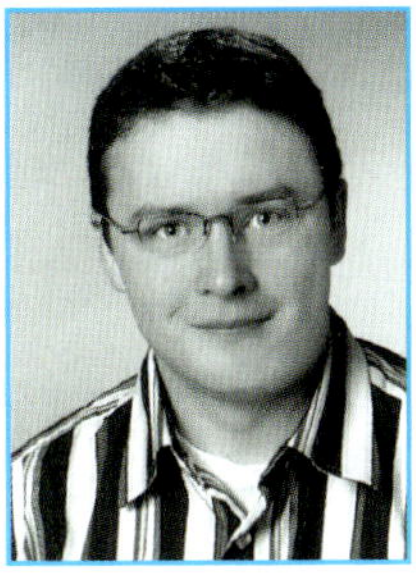

Alexander Ott, Zwiefalten
Problem: Nervosität und Angespanntheit

Den Körper und den Kopf richtig entspannen, den Geist zur Ruhe bringen. Was für ein herrliches Gefühl! Volker Sautter gelang es, mit seinen Methoden und seiner einfühlsamen Art, mir den Weg dorthin zu zeigen. Schritt für Schritt, immer im für mich richtigen Tempo. So vermittelte er mir, wie ich jede Faser meines Körpers lockern kann, wie man den Kopf entschleunigt, wie man seinen Körper in einen so entspannten Zustand bringt, dass es einem vorkommt, als würde man auf der Stelle schweben. Es ist, wie wenn man sich im Meer von den Wellen tragen ließe.

Führe ich seine Übungen durch und entspanne mich auf diese Art und Weise, fühle ich mich danach ausgeruht und frisch. Ich tanke Kraft und Energie und kann meine Aufgaben mit neuem Schwung angehen. Gerade in unserer immer hektischer werdenden Zeit ist ein solcher Ruhepol von unschätzbarem Wert.

Volker Sautter und seine Programme zur Entspannung und den verschiedenen Krankheitsbildern, die er auf den Einzelnen abstimmt, kann ich jedem empfehlen. Ich danke ihm von ganzem Herzen.

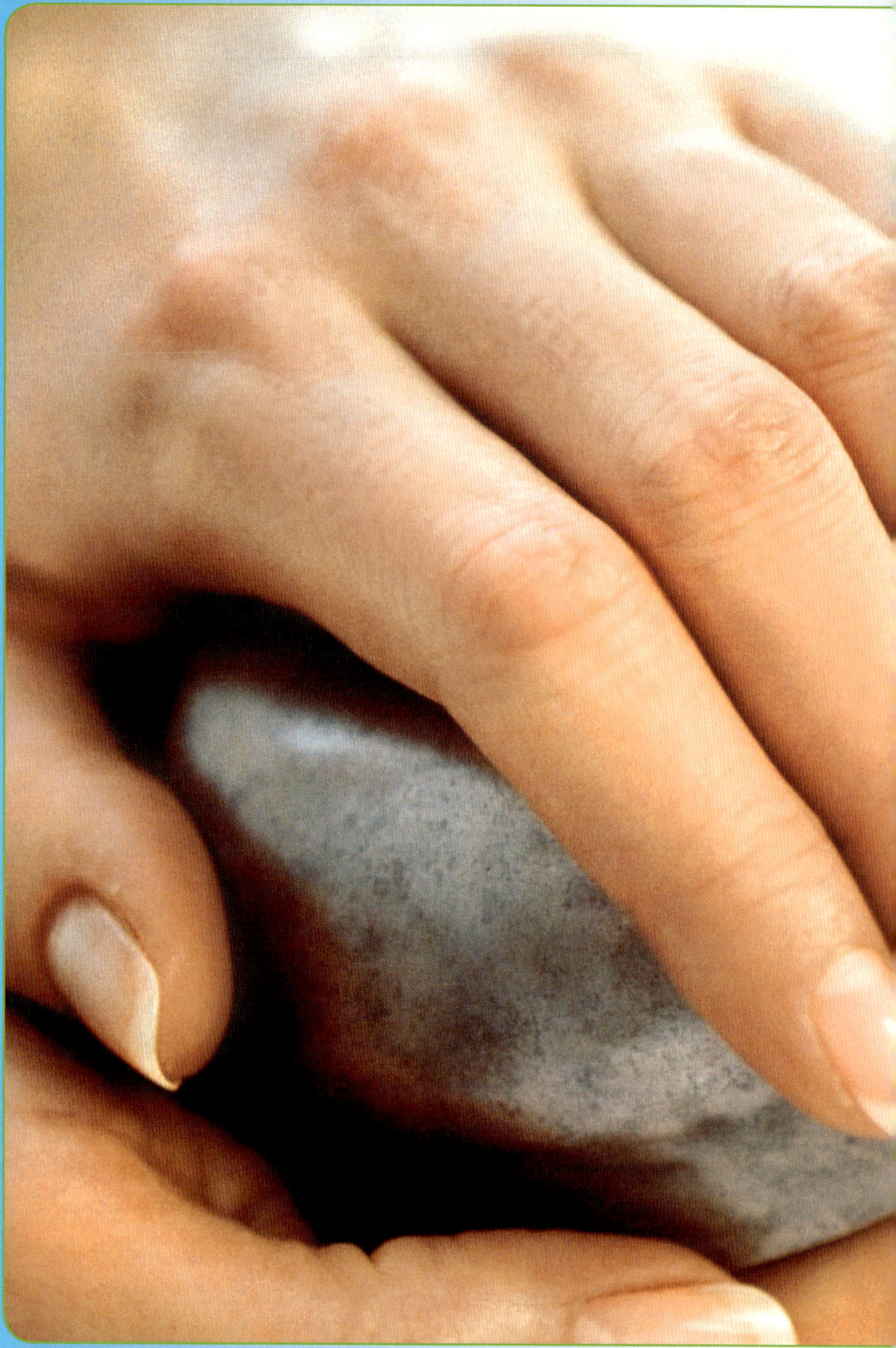

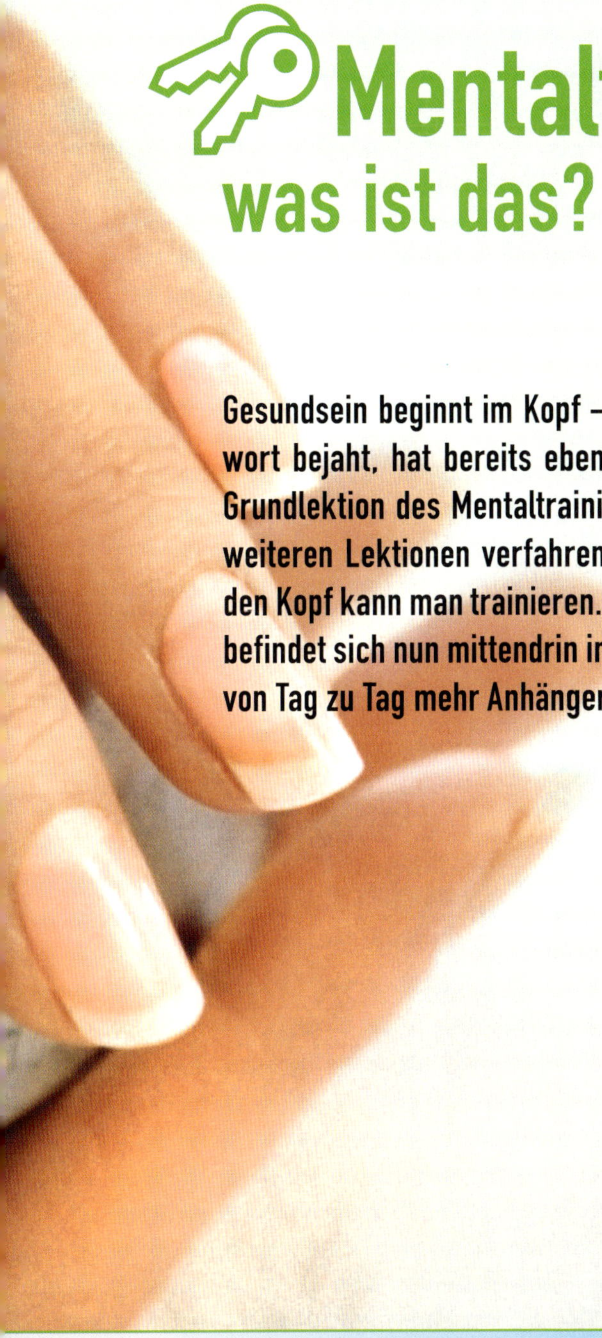

Mentaltraining – was ist das?

Gesundsein beginnt im Kopf – wer dieses bekannte Sprichwort bejaht, hat bereits ebenfalls eine ganz entscheidende Grundlektion des Mentaltrainings erfolgreich absolviert. Die weiteren Lektionen verfahren frei nach dem Leitsatz: Auch den Kopf kann man trainieren. Wer diese Botschaft beherzigt, befindet sich nun mittendrin im Wesen einer Heilmethode, die von Tag zu Tag mehr Anhänger findet.

Mentaltraining – was ist das?

Mentales Training hilft uns, durch Autosuggestion (Selbsteinredung, von lat. suggerere = eingeben) unsere körperlichen und geistigen Kräfte aufeinander abzustimmen beziehungsweise sie in gezielter und kontrollierter Weise freizusetzen.

Mentales Training
hilft im Alltag

Denken Sie ans Berufsleben: Wer kennt nicht die Situation, in der man – trotz harter Ausbildung und Vorbereitung – nicht die erwartete Leistung bringt? Dies muss absolut nicht heißen, dass man nicht gut ist, sondern liegt erfahrungsgemäß an der fehlenden Koordination zwischen Körper und Geist. Eben diese Koordination kann durch Mentales Training erreicht werden. Man muss in diesem Zusammenhang eben die unabweisbare Beziehung zwischen Körper und Geist berücksichtigen. Ein sehr eindrucksvolles Beispiel ist der Mensch unter negativem Stress. Diese Stressform ruft ein Ungleichgewicht zwischen Körper und Geist hervor, was sich in Krankheiten widerspiegelt, da wie gesagt Körper und Geist nicht in Harmonie stehen. Das Prinzip der Harmonie zwischen Körper und Geist ist auch zur Steigerung unserer körperlichen Leistungen nutzbar. Folglich sollte man sich nicht nur dem körperlichen Training hingeben, sondern muss auch dem Geist ein Training zukommen lassen, um Körper und Geist in Einklang zu bringen, was dann mit dem geeigneten mentalen Trainingsprogramm zur richtigen – sprich wohlabgestimmten – Freisetzung der körperlichen und geistigen Kräfte führt. Mentales Training ist auch Einfühlungsvermögen, das bei jedem Menschen zum Erwecken und Ausführen großartiger Leistungen führen kann. Durch intensives Üben mit den hier angebotenen Programmen kann jeder Mensch – ob im Sport, im Beruf, zur Krankheitsvorbeugung und bei Krankheit – selbstständig große Erfolge für sich verzeichnen.

Mentales Training ist …

auto-suggestive Selbsthypnose ohne jegliche Nebenwirkungen – also die gezielt beabsichtigte natürliche Entspannung. Geistige Erfrischung durch Entspannung sowie die Erzeugung von innerer Ausgeglichenheit und dem Bewusstwerden unserer eigenen Gedankengänge in gewissen Situationen. Mentales Training ist auch: Selbstvertrauen, Konzentration, Selbstbewusstsein, Willenskraft, Selbstsicherheit und Motivation, Stärkung des Egos, der Leistungsfähigkeit im Beruf, Sport und im stressbewegten Alltag sowie Stärkung des gesamten Persönlichkeitsbildes und der Eigenwahrnehmung.

Mentales Training kann helfen gegen:

Existenzangst im Beruf (z. B. Mobbing), Prüfungsangst, Kopf- und Gesichtsfeldverspannungen, Erschöpfung, Beklemmungsgefühle, Schulangst,

Ärzteangst (Zahnarzt), Lampenfieber, Schlafstörungen sowie äußere negative Einflüsse wie Druck, Zwänge und Ärger und als Hilfe bei Krankheiten und Schmerzen aller Art.

Besonders hilfreich auch nach Operationen

Sehr gute Unterstützung geben die CD-Übungen auch nach Operationen aller Art, da hier die Tiefenentspannung zum Tragen kommt, die sich besonders günstig auf körperliche Heilungsprozesse auswirkt.

Auch Menschen mit einem geschwächten Selbstwertgefühl kann Mentales Training durchaus helfen. Und übrigens: Frauen in den Wechseljahren schätzen die ausgewogenen Therapieprogramme ebenfalls sehr, da die Übungen einfach anzuwenden sind und im Allgemeinen rasch positive Wirkung zeigen.

Die Anwendung des mentalen CD-Therapie-Trainings

Die Basis meines Mentaltrainings besteht immer aus drei nacheinander gelagerten Schritten:

Schritt 1: Die körperliche und geistige Entspannung.

Diese ist der wichtigste Faktor der sogenannten Trainingsbasis. Bei den meisten Menschen hat es sich extrem gut bewährt, das Mentale Training mit Entspannung zu beginnen. Die Form der Entspannung, die ich Ihnen hier vorstelle, ist sehr einfach, sie wird Ihnen helfen, sich in anderen Situationen besser entspannen zu können. Und: Wenn Körper und Geist entspannt – sprich: im Einklang – sind, werden Sie nicht nur die weiteren Stufen des Trainings schnell erreichen, sondern in kürzester Zeit auch Ihr generelles Nervositäts- und Anspannungspotenzial in erheblichem Maße reduzieren.

Schritt 2: Die Wiedererlangung des eigenen Konzentrationsvermögens

Ist der Einklang von Körper und Geist durch die Entspannung erreicht, kehrt automatisch die geistige Frische zurück und somit auch die eigentlich vitale Lebensenergie. Genau mit dieser kraftvollen Energie wird der Kopf frei und kann sich den eigentlichen Problemen zuwenden.

Schritt 3: Die Wiedererlangung meines Selbstbewusstseins

Wer sich nun mit freiem Kopf und gestärkten Vital-Kräften wieder auf den Punkt konzentrieren kann, der hat etwas zurückbekommen, was ihm seine Beschwerden über die Zeit hin nach und nach genommen haben: Selbstbewusstsein! Durch dieses gesteigerte Selbstbewusstsein und der inneren Ruhe, Ausgeglichenheit und Selbstsicherheit wird sich das Persönlichkeitsprofil eines jeden schnell zum Positiven hin wandeln. Anschließend geht es an Detailfragen: Was brauche ich wirklich? Liegen meine Problemzonen im gesundheitlichen, sportlichen, beruflichen oder zwischenmenschlichen Bereich? Oder aber auch: Sind Schule, Studium oder Beruf das wirklich Wichtigste im Leben? Unsere Beispiele auf der beiliegenden Audio-CD zum Buch übrigens widmen sich den in Deutschland mit am weitesten verbreiteten Gesundheitsthemen, die da heißen: Stress, Spannungskopfschmerz, Bluthochdruck. Diese Faktoren bedingen gesundheitlich gesehen geradezu einen Teufelskreis, dem Sie mit

Mentaltraining durchaus entkommen können. Beginnen Sie sofort und problemlos mit der Entspannungsübung.

Wenn Sie entspannt sind, können Sie mit der mentalen Trainingsübung des folgenden Schritts fortfahren. Mentales Training leicht gemacht – durch mental-wirksame, visuelle Vorstellungsübungen. Mentales Training mit visuellen Phantasien sind Übungen, bei denen Sie sich im Geist vorstellen, wie Sie in bestimmten Situationen denken und handeln würden. Vorstellungsübungen sind an sich nichts Neues für uns Menschen, denn geistige Phantasien begleiten uns Tag für Tag – sie sind oft ein durch Vorstellung vorweggenommenes Handeln in der Realität.

Gegen schwarze Krähen im Kopf

Mentales Training eignet sich daher auch vorzüglich gegen negative Gedanken. Wer zu Pessimismus neigt, kann sich mit mentalem Training durchaus eine optimistische Denkweise aneignen. Dieses geschieht durch die Bewusstmachung der eigenen positiven Kräfte und Energien. Mit deren Hilfe wiederrum kann sich ein jeder dann auch aktiv vor eventuellen Angriffen auf die Gesundheit schützen.

Mentales Training ist positiv ausgerichtet

Ein sehr negatives Beispiel: Wenn ein Mensch sich beispielsweise über Wochen oder länger einredet (suggeriert), dass er krank werden wird, so wird er mit großer Wahrscheinlichkeit am Ende auch wirklich etwas entwickeln. Was ein Mensch sich in seinen Lebensjahren an negativem Gedankengut angeeignet hat, lässt sich zwar nicht sofort ins Positive wenden, aber mit etwas Geduld und Ausdauer können großartige Erfolge vor allem auch bezüglich der negativen Gesundheitsfolgen aus solch schädlichem Denken relativ schnell und grundlegend bewirkt werden. Arbeiten Sie mit der „Denk dich gesund!"-Audio-CD, und Sie werden Ihre Lebensqualität verbessern! Mentales Training ist anstrengungsfreies Lernen – dennoch auf hohem Niveau. Durch die gelernten Inhalte erfahren Sie gesundheitliche Stabilität. Die eigene positive innere Einstellung ist somit der Garant für den gesundheitlichen Erfolg. Wer mit meinen Programmen mit gutem Willen und etwas positiver Einstellung arbeitet, hat bereits den fast größten Schritt zur Unterstützung seiner Gesunderhaltung beziehungsweise Gesundung getan.

Die Musik

Warum diese Programme einen einzigartigen Erfolg versprechen, hat auch folgenden Grund: Es sind die begleitenden Klänge, die die motivierenden Textpassagen tief in das Bewusstsein transportieren können. Zur Entstehungsgeschichte kann man vielleicht so viel sagen: Über Wochen hinweg muss die Musik den Trainings-Texten angepasst werden, damit pro Übung ein vollkommenes Klangbild entsteht, das den Auftrag erfüllen kann, die heilenden beziehungsweise vorbeugenden Sprachinformationen in das Bewusstsein harmonisch einfließen zu lassen. Diese Musik bringt somit auf ihre ganz eigene Art und Weise Geist und Körper des Hörenden in Einklang.

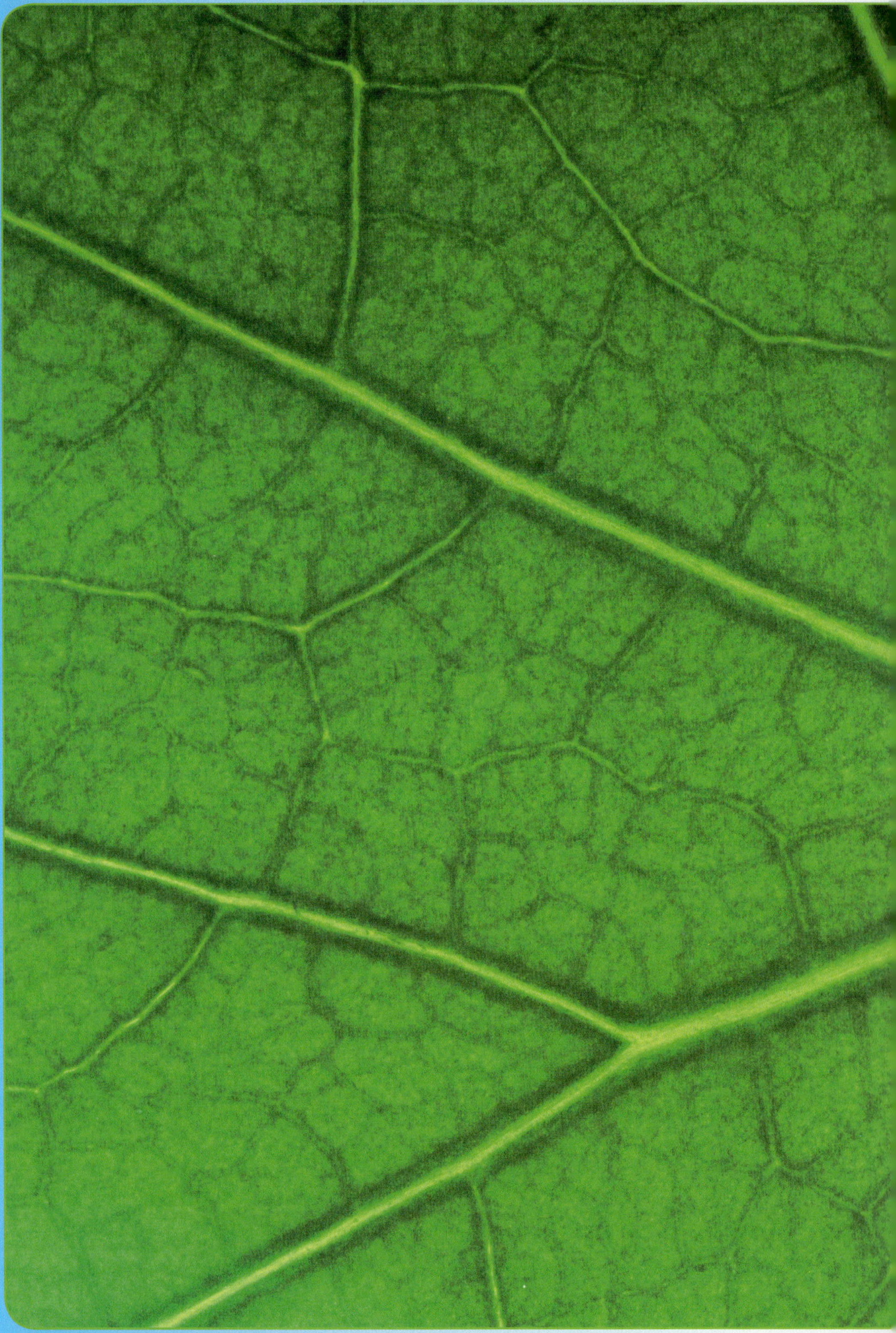

PROWENTVS – die Methode mit System

Wie Sie im Fortlauf des vorliegenden Buches immer wieder erfahren werden, liegt eine Besonderheit von „Denk dich gesund!“ auch darin, dass jeder sofort mit dem Training beginnen kann – ohne große Vorbereitung, Vorbildung oder sonstige Lernerfahrung. Das ermöglicht im Wesentlichen die PROWENTVS-Methode, die weniger auf Lerninhalt, dafür aber weit mehr auf regelmäßige Wiederholung setzt.

PROWENTVS – die Methode mit System

Wie Sie im Fortlauf des vorliegenden Buches immer wieder erfahren werden, liegt eine Besonderheit von „Denk dich gesund!" auch darin, dass jeder sofort mit dem Training beginnen kann – ohne große Vorbereitung, Vorbildung oder sonstige Lernerfahrung. Das ist keinesfalls bei allen anderen mentalen Heilmethoden so. Nehmen wir beispielsweise das autogene Training: Bevor Sie mit dieser durchaus ebenfalls wirksamen Anwendung überhaupt eigene Erfolge erreichen können, müssen Sie diese Technik erst mal grundsätzlich erlernt haben. Das kostet am Anfang Energie und Kraft, welche man unter Umständen zum Zeitpunkt des Trainingsbeginns gar nicht wirklich zur Verfügung hat. Denn: Die eigentliche Beschwerde, das eigentliche körperliche oder seelische Leiden, nimmt bereits einen so großen Raum ein, dass man einfach nicht mehr die Stärke aufbringt, über den ‚Umweg des Erlernens neuer Methoden' die Veränderung der eigenen Situation zu bewerkstelligen.

Andererseits muss jedoch der Leidensdruck entsprechend groß sein, damit überhaupt über alternative Heilmethoden ernsthaft nachgedacht wird. Ein Dilemma also. Aber eines, aus dem „Denk dich gesund!" durchaus einen Ausweg bieten kann.

Die PROWENTVS-Methode

Von unruhigen Gewässern und nähernden Wurzeln

Bei aller Leichtigkeit des Einstiegs arbeitet das vorliegende Mentaltraining nach Volker Sautter und Nils Hemmen aber dennoch nach einem wohlüberlegten, fest vorgegebenen System – dem System der sogenannten PROWENTVS-Methode. (Ausgesprochen wird der Begriff PROWENTVS übrigens mit ‚U' am Ende – in umkehrender Anlehnung an das alt-lateinische ‚U', welches in Großbuchstaben in der antiken Schreibweise stets als ‚V' geschrieben wurde). PROWENTVS steht hier eigentlich für: PROgrammiertes Wohlfühl- und ENTspannungstraining nach Volker Sautter. Was aber sagt nun diese Methode genau aus? Um diese Frage zu beantworten, müssen wir uns auf die erste Silbe des Begriffs konzentrieren, die für ‚programmiert' steht. Die PROWENTVS-Methode setzt – wie bereits erwähnt – überhaupt nicht auf irgendwelche vorab gelernten Kenntnisse hinsichtlich der Methode, dafür aber sehr stark auf einen festen, nahezu programmierten Ablauf des Trainings hinsichtlich seiner gesamten Anwendungsdauer. Eine zugrunde liegende Formel der Methode könnte also lauten:

Ein Schritt nach dem anderen.

Zuallererst muss die Anwenderin/der Anwender die Fähigkeit erlernen, tiefenwirksam zu entspannen, um dann in einem zweiten Schritt die Fähigkeit zu reaktivieren, sich auf etwas zu konzentrieren, was dann in einem dritten Schritt noch dadurch verstärkt wird, dass ein hohes Maß an Selbstbewusstsein im Sinne von ‚sich seiner selbst bewusst sein' geschaffen wird.

Genau dieses wiederrum führt dann dazu, dass man sich noch besser und noch intensiver auf sich selbst konzentrieren kann. Erst wenn diese drei Schritte zur Genüge absolviert wurden, sind die entscheidenden Grundlagen dafür geschaffen, sich mittels spezieller Hör-Übungen den eigentlichen Beschwerden zuzuwenden. Die Logik hinter diesem fest vorgegeben Ablauf formuliert sich dabei in folgenden Worten: Erst wenn der Mensch es wieder schafft, sich trotz seiner Leidenssituation vollständig und tiefenwirksam zu entspannen, hat er die Basis wiedererlangt, sich zu konzentrieren. Diese primäre Konzentrationsfähigkeit ermöglicht es daraufhin überhaupt erst wieder im sprichwörtlichen Sinne, ‚sich seiner selbst bewusst zu werden'. Ist diese Form des Selbstbewusstseins – das übrigens auf keinen Fall mit Egoismus verwechselt werden sollte – erreicht, kann die zweite Stufe der Konzentration, die Konzentration auf das eigentliche, eigene Problem erfolgen. Können jetzt die eigenen Mentalkräfte auf die eigentlichen Gesundheitsprobleme gezielt konzentriert werden, kann tatsächliche Besserung in Form von Heilung oder Linderung eintreten. Wobei aber auch die Vorstufen beispielsweise der gelungenen Entspannung oder der grundsätzlichen Konzentrationsfähigkeit bereits zur wesentlichen Verbesserung der Situation beitragen. Warum das so ist? Weil Leiden stets bedeutet, dass auf mehreren Kanälen die Lebensenergie abgezogen wird. Somit verstärkt sich beispielweise ein körperliches Schmerzempfinden auch dadurch wesentlich, dass die Möglichkeiten der Entspannung ebenfalls genommen sind. Erlangt man die Möglichkeit zum tiefenwirksamen Entspannen, nimmt logischerweise auch die Schmerzintensität ab. Körperliches oder seelisches Leiden ist zweifellos vielfältig, aber eines ist hier dennoch immer gemeinsam: Die jeweilige Beschwerde treibt ihre speisenden Wurzeln nicht nur in die körperlichen Systeme ein, sondern auch in die mental-geistigen, die da heißen Entspannungs- und Konzentrationsfähigkeit oder auch Selbstwertgefühl. Hieraus zieht die Beschwerde auch wesentliche Kraft für das Leiden – quasi die Leidenskraft. Unterbricht man diese mental-geistigen ‚Versorgungslinien', erhält das Leiden nicht mehr das ursprüngliche Maß kräftigender Energie, und die Besserung in Form von Linderung oder Heilung ist vorprogrammiert.

Bildlich sehr schön vergleichbar ist dieser mentale Gesamtbegriff von Krankheit mit einem Stein, der ins Wasser geworfen wird: Von der Stelle seines Auftreffens auf die Wasseroberfläche gehen kreisförmig immer größer werdende, immer zahlreichere Wellenbewegungen aus. Der Einschlag des Steines ist dabei der konkrete Krankheitsauslöser, der beispielsweise durch eine ungesunde Gewohnheit, durch einen Unfall, durch eine Infektion oder Ähnlichem erfolgen kann. Die sich immer weiter ausbreitenden Wellen sind die Bereiche im Leben, die zunehmend von der Störung beunruhigt werden und die teilweise weit entfernt liegen vom eigentlichen Unruheherd des eigentlichen Steinschlags – wie beispielsweise das Selbstbewusstsein oder die Entspannungsfähigkeit des Betroffenen. Bei einer ‚normalen' Krankheit verebben die Wellenbewegungen nach einer bestimmten Zeit des Stein-Einschlags ins zitierte Nass wieder. Fallen aber immer wieder neue Steine auf die Stelle der Wasseroberfläche, erneuern sich die Wellen stetig und breiten sich dazu immer weiter aus. Nun kann einer sagen: „Dann muss man halt den Steinschlag abwenden!" Das ist grundsätzlich richtig. Bei vielen chronischen Leiden allerdings sind aber die sprichwörtlichen Wellen bereits derart hoch, dass die Leidenden – um im beschriebenen Bild des aufgewühlten Wassers zu bleiben – den eigentlichen Ort des Steine-Einschlags gar nicht mehr sehen können und diesen somit auch nicht mehr zu stoppen in der Lage sind. Hier bietet die PROWENTVS-Methode die alternative Chance, dem Wellenschlag mit einer Art mentaler Gegen-Welle die Energie zu nehmen, die Wasseroberfläche somit zu beruhigen und dazu mittels imaginärer Schutzbarrieren für neue Wellen unerreichbar zu machen. Die so wieder befriedeten Lebensbereiche sind beispielsweise die Entspannungs- und Konzentrationsfähigkeit eines jeden Menschen. Das stete Vorantreiben der Schutzwälle hin zum eigentlichen Zentrum des Geschehens bildet dabei – bildlich gesprochen – das gestärkte Selbstbewusstsein, das somit den eigentlichen Ort und die Situation des Steinschlags überhaupt wieder auffindbar und sichtbar macht. Und genau dieses Wieder-sichtbar-machen ist bei vielen, länger andauernden Beschwerden die eigentliche Grundvoraussetzung zu deren Besserung oder auch Heilung.

Mentales Training und der ins Wasser geworfene Stein

Der Krankheitsbegriff des Mentalen Trainings gleicht dem Bild eines Steins, der ins Wasser geworfen wird. Die Aufschlagzone des Steins ist der Krankheitsauslöser – die daraus entstehenden kreisförmigen Krankheits-Wellen breiten sich sehr schnell in andere Lebensbereiche aus.

Die Bewegungsrichtung von Mentaltraining nach PROWENTVS in der Modellvorstellung ist somit eine sprichwörtliche Gegenbewegung zur sich ständig ausbreitenden Kraft einer dauerhaft bestehenden Krankheit. Von den außen liegenden Bereichen, die zuletzt von den sprichwörtlichen Wellen erreicht und aufgewühlt werden, wie die Entspannungs- oder Konzentrationsfähigkeit, arbeitet sich die/der Betroffene mittels des mentalen Trainings nach PROWENTVS zum inneren Zentrum der Beschwerde vor und macht diese wieder für sich selbst sicht- und nachvollziehbar. Gleichzeitig aber werden dazu noch mentale Schutzdämme vor die nun ‚befriedeten' Bereiche gelegt, die eine erneute Beunruhigung durch neuerliche Wellen dauerhaft verhindern. Die Bekämpfung des eigentlichen Leidensauslösers kann dann – um im Bild der aufgewühlten Wasseroberfläche zu bleiben – durchaus ebenfalls ausschließlich mittels mentalem Training geschehen, wie aber auch durch die bewusst erkannte Notwendigkeit, eigene ungünstige Lebensgewohnheiten zu verändern oder auch mit medikamentöser Begleithilfe die zugrunde liegenden Auslöser der Beschwerde anzugehen.

Die entscheidende Strategie von PROWENTVS liegt also stets im fest vorgegebenen, geradezu programmierten Trainingsablauf, der sich von ‚außen nach innen' vorarbeitet – also von den jüngst betroffenen Lebensbereichen des Leidenden bis hin zum eigentlichen, eventuell bereits weit zurückliegenden Auslöser seiner gesamten Störung.

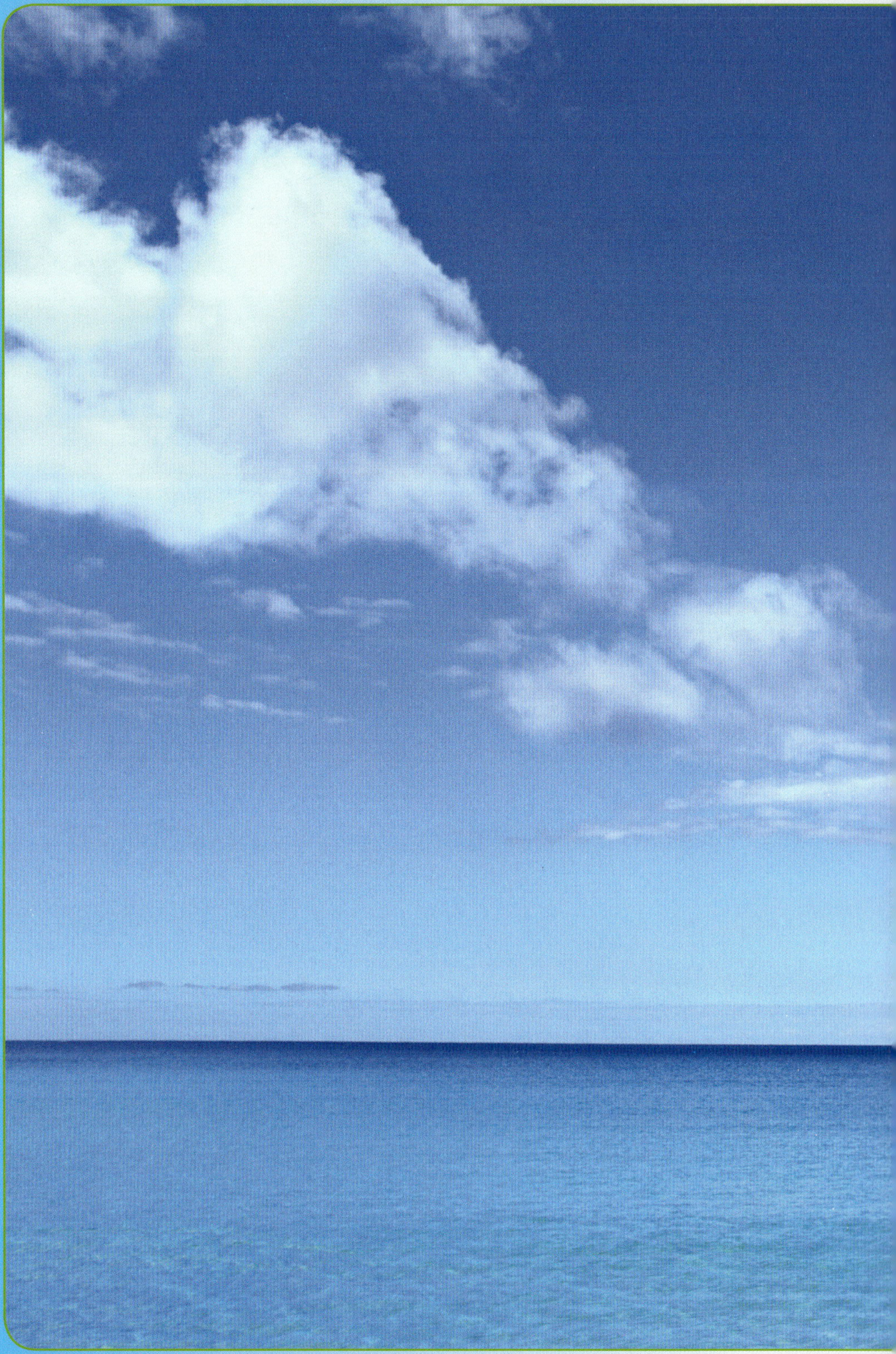

Entspannung – wie erreiche ich sie?

Es gibt eine ganz natürliche Fähigkeit zu entspannen, die jedem Menschen von Natur aus gegeben ist. Und es gibt eine Form der tiefer gehenden Entspannung. Diese Form des Innehaltens ist nicht naturgegeben, kann aber sehr schnell gelernt werden – über Mentaltraining.

Entspannung – wie erreiche ich sie?

Wenn ich meine Klienten fragen würde: „Was ist für Sie eigentlich Entspannung?", wäre die Antwort wohl sehr häufig: Ein Buch lesen, schöne Musik hören, spazieren gehen oder einfach nur ruhig auf dem Sofa liegen. Andere wiederum schwören auf das Angeln am See oder lediglich das Beobachten der Fische im Wasser. Diese genannten Formen von Entspannung sind meiner Erfahrung nach die Möglichkeiten, die jedem Menschen von Natur aus gegeben sind, um sich von alltäglichen Belastungen zu erholen, um auszuspannen und Kraft zu tanken.

Die Kraft, die in der Ruhe liegt
Was ist das genau?

Will man allerdings gezielt gegen Krankheiten mit Entspannung vorgehen oder sich vor eventuellen gesundheitlichen Beschwerden im vorab schützen, muss man mit der positiven Kraft ‚Entspannung' auf einem höheren Niveau arbeiten, als es das alltägliche Zur-Ruhe-kommen bietet. Und genau diese Fähigkeit – nennen wir sie ruhig mal Tiefen-Entspannung – will gelernt sein. Wobei der Lernprozess nach unserer PROWENTVS-Methode ein sehr einfacher ist, der sich durch mehrmaliges Wiederholen von Entspannungsübungen ganz von allein einstellt. Die Basis unseres Suggestiv-Trainings – wir nennen sie auch konzentrativ gesteuerte Selbstentspannung – kommt ursprünglich aus dem autogenen Training. Daraus entwickelten wir die PROWENTVS-Methode – das sogenannte ‚Programmierte Wohlfühl- und Entspannungstraining nach Volker Sautter'.

Aller Heilung Anfang ist Entspannung

Wir können nur dann von einer unterstützenden Selbstheilung sprechen, wenn am betreffenden Ort der Beschwerde die Intensität der gezielten Entspannung von Tag zu Tag zunimmt und somit grundsätzliche Prozesse einleitet, die dem Wohlbefinden dienen und das Unwohlsein reduzieren. Wir Menschen werden unser ganzes Leben lang immer wieder mit Schwierigkeiten konfrontiert, sei es im sogenannten öffentlichen Leben – also beispielsweise im Beruf –, wie auch im Privatleben. Viele dieser Konfrontationen entziehen sich unserer willentlichen Kontrolle und wirken daher ungefiltert permanent auf uns ein. Wo Schwierigkeiten auf Dauer nicht bewältitgt werden können, entstehen sehr oft Blockaden – sei es in körperlichen oder seelischen Bereichen. Diese Blockaden sind eigentlich nichts anderes als Schutzmechanismen, die verhindern sollen, dass weiter in die falsche Richtung gegangen wird. Leider ist diese Form von Schutz ein sehr fragwürdiger, denn er mindert die Lebensqualität und hindert einen am sprichwörtlichen Weiterkommen. Bereits mit der ersten Übung „Entspannung als Grundbaustein für eine stabile Gesundheit" auf der beiliegenden CD werden Sie Dinge wahrnehmen, die Sie so bisher noch nicht kannten. Sie verspüren eine nie gekannte Schwere, weil sich ihr kompletter Muskelapparat tief entspannt. Sie empfinden das Fließen von Wärme in Ihrem Kopf, in Ihrem Körper – hier vor allem in beiden Armen und Beinen. Und genau mit diesen Faktoren Schwere und Wärme nehmen wir gleichzeitig – quasi ohne es direkt zu bemerken – wirkungsvollen Einfluss auf unser vegetatives Nervensystem, dem eigentlichen Ausgangspunkt von An-Spannung, aber auch Ent-Spannung. Mit unserer speziellen Trainingsmethode erreichen wir, dass sich jeder Teilnehmer unverzüglich gezielt und bewusst tief gehend entspannen kann.

Die Wirkung tritt sofort ein – achten Sie mal drauf!

Schon während den ersten Basis-Übungen stellen Sie sofort fest, dass sich durch die bloße Visualisierung innerer Bilder eine positiv veränderte Gefühlswelt in Ihnen auftut.

Genau diese Gemütsbewegungen sind es, die sehr großen Einfluss auf Ihr vegetatives Nervensystem haben werden. Und durch eben diese Tiefenentspannte Umprogrammierung Ihres vegetativen Nervensystems erfahren Sie sehr schnell die angenehme Ausgeglichenheit von Psyche und Körper. Sind Sie auf diese Weise Ihren Spannungen erstmals begegnet, legen Sie sofort den Grundstein zu einer grundlegenden Entspannung Ihres gesamten Organismus'. Dieses Maß an Entspannung lässt sich dann von Mal zu Mal steigern, und mit der Zeit gelangen Sie auf diese Weise immer rascher und vollkommener in die tief gehende Entspannung – und das sogar auch, wenn es das momentane Umfeld oder die äußeren Umstände eigentlich gar nicht zulassen würden. Diese vollkommenen Entspannungszustände des Körpers und der Seele erreichen Sie hauptsächlich mittels Ihrer inneren Bilder, welche das vegetative Nervensystem derart gezielt stimulieren, dass auch eventuelle äußere Störfaktoren in den Hintergrund gedrängt werden.

Allerdings: Die Gegenwelt ist ebenfalls ständig aktiv

Man darf dabei aber nicht vergessen: Auch die benannten permanenten Negativ-Einflüsse haben ihre steten Auswirkungen auf das vegetative Nervensystem und erzeugen immer wieder Symptome wie erhöhten Blutdruck, erhöhten Pulsschlag, Spannungskopfschmerz (Migräne) sowie Atembeschwerden. Über die Tiefen-entspannte Beruhigung des vegetativen Nervensystems jedoch können Sie immer wieder aufs Neue solche – wie wir Sie nennen – Blockaden dauerhaft lösen. Im Zusammenhang solcher Blockaden sind übrigens auch unerklärliche Verspannungen an verschiedenen Punkten im Kopf, im Körper sowie insbesondere auch an den Gelenken zu sehen.

Was passiert tatsächlich bei vollkommener Entspannung?

Mit einer Tiefen-wirksamen Entspannung gehen automatisch Gefäßerweiterungen einher, die eine höhere Durchblutung im Körper bewerkstelligen. Ihre Atmung und Ihr Herzschlag verringern sich parallel dazu und nehmen einen gleichmäßigen und entspannten Rhythmus auf. In diesem Zustand wird zum einen weniger Sauerstoff verbraucht und – bedingt durch die erweiterten Blutgefäße – steigt das Wärmeempfinden. Ruhe, Schwere und Wärme sind die eigentlichen, natürlichen Gegner von Stress! Sogar wer Schmerzen hat, sollte es mit dieser Kombination von ‚Ent-Spannern' versuchen. Denn genau hier stellt sich sehr oft besonders eindrücklich dar, wie heilsam sich ein beruhigtes vegetatives Nervensystem auswirken kann. Lesen Sie nun bitte die folgende Übung sehr aufmerksam durch – Sie werden begeistert sein, wenn Sie danach die PROWENTVS-Suggestiv-Methode auf CD anhören. Denn Sie sind jetzt auf einem guten, erfolgreichen Weg.

ⓘ Einblick in eine PROWENTVS-Entspannungsübung

Bevor Sie Krankheitsbilder vor oder im Krankheitszustand positiv beeinflussen und auch psychische Beeinträchtigungen bewältigen können, müssen Sie in der Fähigkeit geschult werden, sich vollkommen entspannen zu können. Sie können einem Krankheitsbild nur wirkungsvoll begegnen, indem Sie vollkommen entspannt sind. Sie erlernen hier eine Entspannung von Körper, Geist und Seele gleichermaßen. Und genau das wird Ihnen eine große Hilfe sein bei Ihrer Beschwerdelinderung.

Das Übungs-Beispiel
Wirkungsvoll und einfühlsam

Lesen Sie diese Übung in aller Ruhe, langsam und interessiert durch, bevor Sie die erste Übung vom CD-Programm anwenden.

So erreichen Sie Ihre Tiefenentspannung und innere Harmonie

Sie legen sich hier nieder, legen sich eine Hand auf den entblößten Bauch und atmen ganz tief ein und aus.

Schließen Sie nun Ihre Augen, und atmen Sie ganz ruhig, tief und entspannt. Sie versinken ganz tief in sich. Sie blicken ganz tief in sich hinein. Sie atmen ganz ruhig, wie von selbst.

Der Tag ist vorüber – die Zeit Ihrer Entspannung und Erholung beginnt. Sie lassen los, Sie lassen Ihre Seele baumeln.

Sie treiben in Ihrer Ruhe und Gelassenheit dahin.
Ganz tief in Ihrem Innersten stellen Sie sich auf Bilder aus Ihrer Phantasie ein.

Vor Ihren Augen sehen Sie sich selbst. Alles, was Sie sehen und hören, fließt ganz tief in Sie hinein.
Ihr Unterbewusstsein nimmt alles auf und gibt es Ihnen positiv wieder zurück ...
Sie befinden sich in der freien Natur.
Stark und selbstbewusst, voll positiver Gedanken und Ihrer starken Energie in sich stehen Sie da.
Sie gehen auf einem grasbewachsenen Weg in der freien Natur dahin.
Links und rechts von Ihnen sind große Felder mit Sonnenblumen.
Sie gehen weiter auf dem Weg dahin, Sie spüren das weiche Gras unter Ihren Füßen.
Sie genießen den Duft der Pflanzen um sich.
Die Eindrücke auf Sie sind sehr angenehm und schön.
Angenehme Gefühle von Harmonie und Einklang kommen in Ihnen auf.
Sie hören das Summen der Bienen links und rechts von Ihnen in den Feldern und Wiesen.
Ein Schmetterling kreuzt flatternd und beschwingt Ihren Weg.
Um Sie ist alles so wunderschön und voller Ausgeglichenheit.
Sie gehen auf eine kleine Wiese zu, sie liegt an einem kleinen Bach.
Sie legen sich in das weiche, angenehm duftende Gras der Wiese.
Sie sind eins mit sich selbst, Sie fühlen sich geborgen und frei.
Sie lauschen dem beruhigenden Plätschern des Baches.
Sie entspannen und erholen Ihren Geist und Körper.

Sie blicken nach oben, über Ihnen ist der Himmel blau und klar, nur eine weiße Wolke zieht ganz langsam dahin.
Sie stellen sich vor, Sie treiben auf der weißen, weichen Wolke dahin.
Sie fühlen sich geborgen und frei.
Mit jedem Atemzug sinken Sie immer tiefer in sich hinein. Sie fühlen Ihren Kopf, Sie fühlen Ihren Körper, Sie fühlen Ihre beiden Arme und beiden Beine.
Sie fühlen und spüren, wie sich in Ihnen alles lockert, löst und entspannt ...
Sie fühlen sich wohl und geborgen in Ihrem gesunden und starken Körper.
Alles in Ihnen ist vollkommen ruhig, ausgeglichen und entspannt.
So erreichen Sie Ihre ausgewogene innere Harmonie.
Es ist so angenehm, wie Sie in sich die Ruhe und Harmonie verspüren.
Sie lassen sich treiben und genießen.
Nur wunderschöne und angenehme Dinge stellen Sie sich vor.
In einem wunderbaren Wohlgefühl ohne Schmerz und Leid schweben Sie in sich dahin.
Sie genießen Ihre wohltuende Tiefenentspannung, Harmonie und Ausgeglichenheit.
Sie atmen ruhig und entspannt, Sie atmen wie von selbst.
Der Abend kommt. Am Horizont zieht ein weiches Abendrot herauf.
In Gedanken verlassen Sie nun die weiche, weiße Wolke.
Sie schwelgen und treiben noch etwas in Ihren Gedanken dahin.
Sie atmen ganz ruhig und entspannt.

Sie haben ein sehr gutes Gefühl, es ist das tiefe Gefühl vollkommener Entspannung ...

Es werden sich bei Ihnen mit der Zeit Situationen einstellen, in denen Sie der äußeren Umgebung keine Bedeutung mehr schenken. Lassen Sie auch dann die Seele baumeln, denn Sie sind jetzt in Ihrer Mitte angekommen – Sie sind wirklich und tief entspannt!

Wo Stress die Ursache ist, bietet Entspannung die Heilung

Die ursächlichen Stressfaktoren bei unterschiedlichen Krankheitsbildern heutzutage sind ausschlaggebend dafür, wie wertvoll und hoch die Heilungschancen durch Entspannungsmethoden wie der PROWENTVS-Methode sein können. Wie von regelmäßigen Anwendern und deren Ärzte berichtet wird, lassen sich so die unterschiedlichsten Arten von Schmerzen behandeln mit der Folge, dass keine oder weit weniger Schmerzmittel benötigt werden.

Zusätzlich kommen dann noch Glücksgefühle auf, wenn man sich vom Alltags-Stress und allen anderen, negativen Einflüssen von außen befreit hat. Dies zu erreichen geht ganz einfach durch die wirksame, gezielt eingesetzte Entspannungsmethode der PROWENTVS-Methode auf CD. Mit deren Hilfe werden Sie vollkommen frei und entspannt.

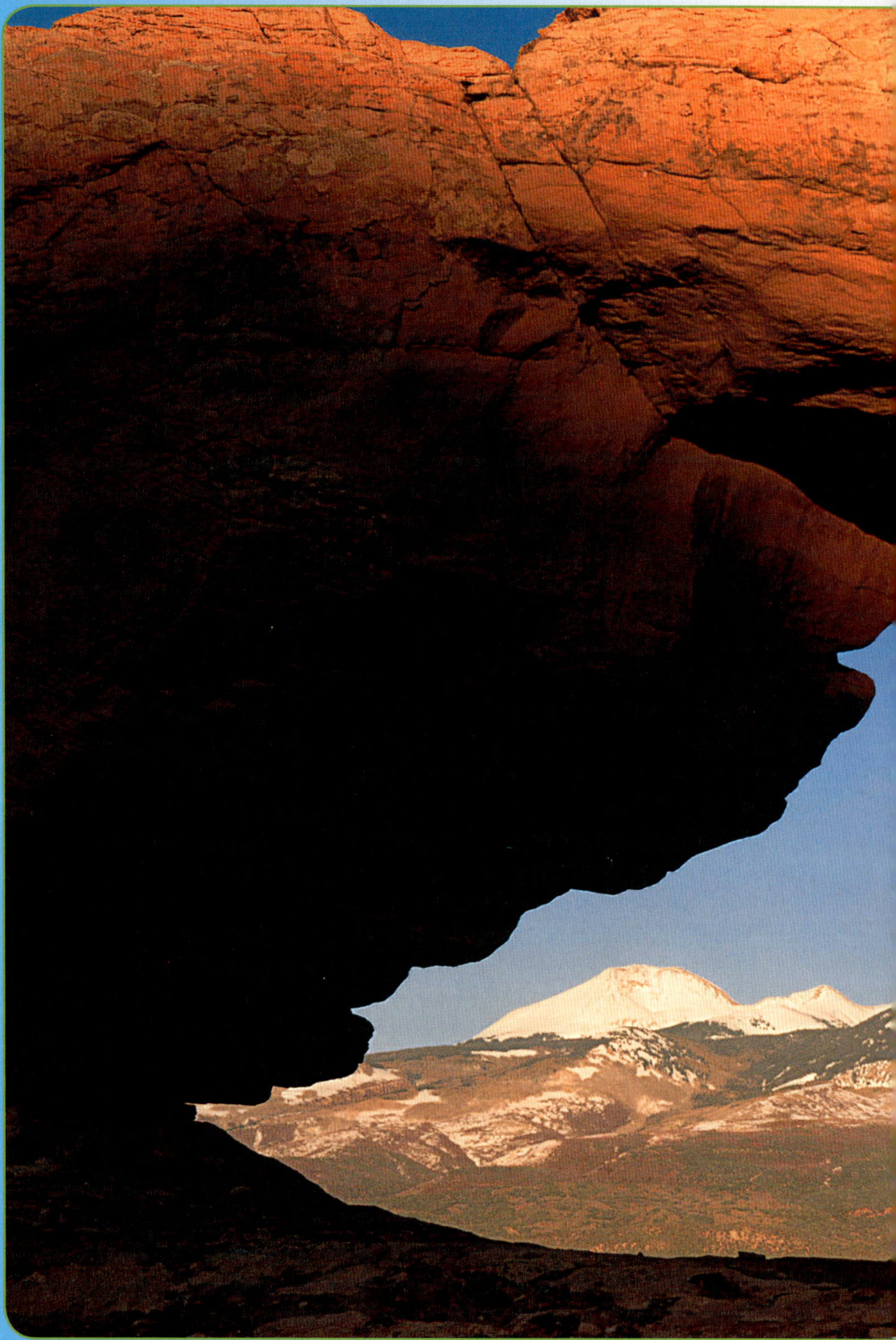

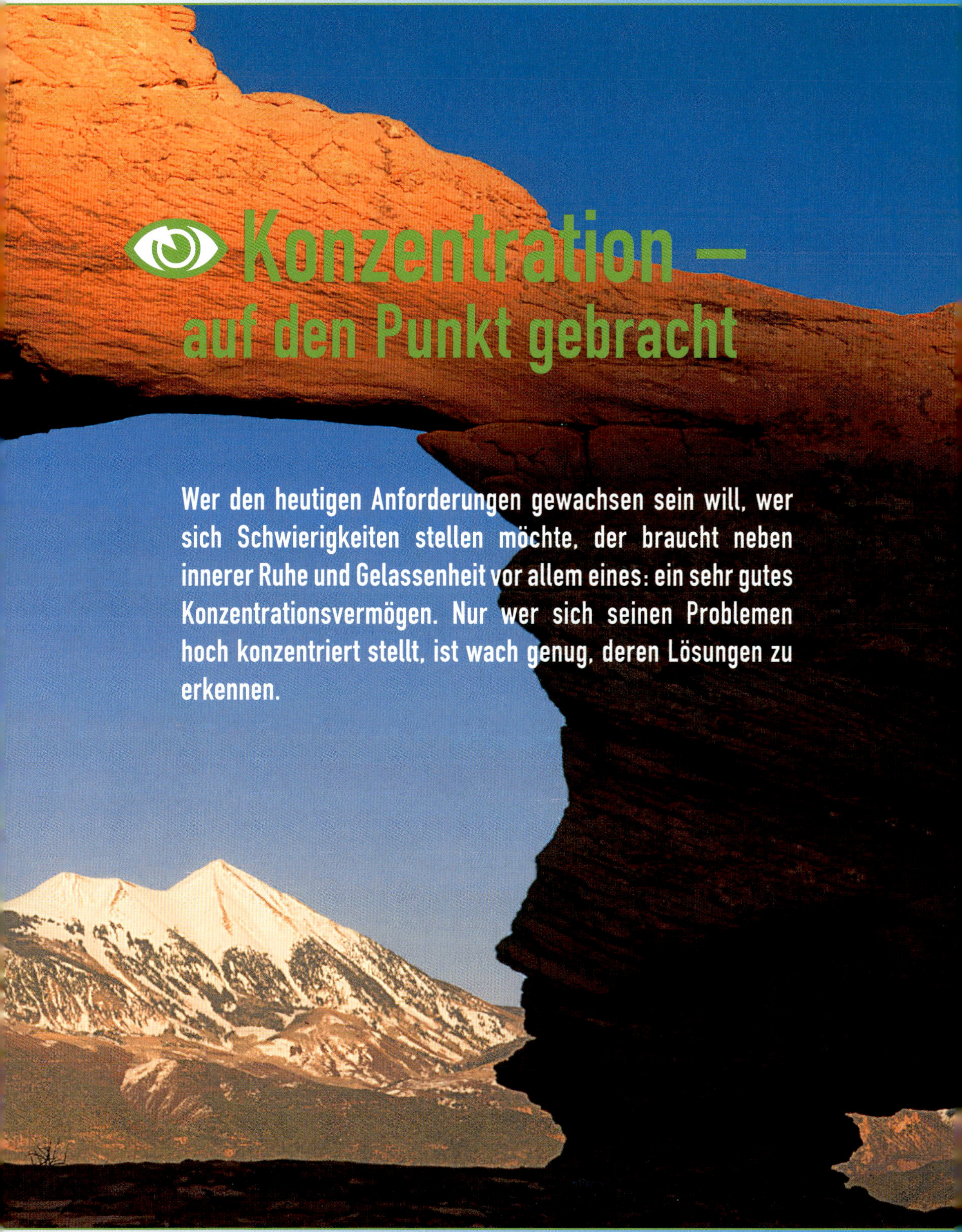

Konzentration – auf den Punkt gebracht

Wer den heutigen Anforderungen gewachsen sein will, wer sich Schwierigkeiten stellen möchte, der braucht neben innerer Ruhe und Gelassenheit vor allem eines: ein sehr gutes Konzentrationsvermögen. Nur wer sich seinen Problemen hoch konzentriert stellt, ist wach genug, deren Lösungen zu erkennen.

Konzentration – auf den Punkt gebracht

In der heutigen stressgeprägten Welt zählt eigentlich für jeden Menschen zunehmend eine gute körperliche und seelische Verfassung, eine starke Leistungsfähigkeit, eine belastbare Tagesform und eine stabile, widerstandsfähige Psyche. All diese geforderten Merkmale können Sie aktiv trainieren! Und zwar bevor Sie sich mit psychischen Beeinträchtigungen, Schmerzen oder anderen Krankheitsproblemen zwangsläufig auseinandersetzen müssen. Denn auch diese Negativ-Folgen sind aus Sicht des Mentalen Trainings nichts anderes als Lösungsversuche des Organismus, einen Mangel an innerem Gleichgewicht auszutarieren.

Was ist Konzentration?
Und wie erlerne ich Sie?

Ein Beispiel: Mangelt es Ihnen an wirkungsvoller Entspannung, und zwar über lange Zeiträume hinweg, werden Sie mit hoher Wahrscheinlichkeit ein symptomatisches Leiden entwickeln, das Sie irgendwann sprichwörtlich ‚auf das Lager zwingt'. Der eigentliche Sinn des Krankseins besteht also auch darin, Ihnen mal wieder so richtig Entspannung und Ruhe zu verschaffen. Genauso wichtig wie Entspannung ist ein gut funktionierendes Konzentrationsvermögen beim Menschen. Schon seit jeher war auch diese Fähigkeit extrem wichtig für den Menschen in seinem täglichen Überlebenskampf. Eine Gefahr erkennen, Ihr begegnen und im richtigen Moment das Richtige zu tun – bereits in der Steinzeit waren diese Fähigkeiten mehr als gefragt. Wer sich auf den Punkt konzentrieren kann, ist widerstandsfähig, leistungsbereit, mental stark und körperlich fit. Aber nicht immer steht uns dieser Ur-Quell des Wohlbefindens grenzenlos zur Verfügung.

Konzentrationsmangel

Jeder von uns kennt die Situationen, in denen uns das Konzentrieren äußerst schwer fällt. Überforderungen und Probleme lassen uns dann buchstäblich ‚abschalten'. Haben Sie beispielsweise aufgrund irgendwelcher Probleme schlecht geschlafen, sind Sie relativ schnell nicht mehr voll aufnahmefähig. Sie müssen sich keine Vorwürfe machen, da Sie sich nicht jederzeit auf alles konzentrieren können müssen. Was Sie aber wissen sollten, ist, dass jeder Mensch die Fähigkeit hat, die eigene Konzentrationsfähigkeit zu schulen und zu verbessern – auch in schwierigen Lebensphasen. Konzentration und geistige Wendigkeit sind grundsätzlich Lernprozesse, die in schwierigen Situationen auch ver-lernt werden können. Man kann sie aber ebenfalls jederzeit wiedererlernen.

Wie gelange ich wieder an meine Konzentration?

Dazu muss man wissen, dass unser Gehirn von Sekunde zu Sekunde immer wieder vor neue Aufgaben gestellt wird. Diese Aufgaben sind im Wesentlichen das Wahrnehmen und Fokussieren von Dingen, und die Gesamtheit dieser Aufgaben ergibt die Leistungsfähigkeit unseres Gehirns. Diese Leistung Ihres Gehirns ist eine Art Aufmerksamkeit und bildet wiederrum die Grundlage fast aller Gemütsbewegungen und Erkenntnisprozesse – allerdings zumeist unbewusst. Die bewusste Konzentration wiederum ist das Vermögen, diese Aufmerksamkeit wieder auf tatsächlich wichtige Einflüsse zu richten und gleichzeitig existierende Störungen zu beseitigen. Unkonzentrierte Menschen sind aufgewühlt, unruhig und zerstreut. Sie machen Flüchtigkeitsfehler und vergessen so schnell wieder das Wesentliche. Schulen Sie Ihr Konzentrationsvermögen mit der zweiten „Denk dich gesund!"-Übung auf beiliegender CD: „Die volle Konzentration gilt meiner Gesundheit." Nachdem Sie sich mit der ersten CD-Übung wirkungsvoll entspannt haben, können Sie hiermit viel für Ihre mentale Fitness tun und somit das körperliche Wohlbefinden ebenfalls günstig beeinflussen. Vor allem, wenn es um die Aufmerksamkeit gegenüber Problemfeldern geht.

Tipps zur Vorbereitung auf die Konzentrationsübung

Zu Beginn des Konzentrationstrainings ist zu empfehlen, den Raum gut zu lüften, da Ihr Gehirn zum besseren Konzentrieren sehr viel mehr Sauerstoff benötigt als normal. Ich empfehle Ihnen zudem vor Beginn noch ein Glas Wasser zu trinken.

Im Folgenden nun für Sie der Textauszug aus einer solchen Konzentrationsübung. Lesen Sie den Text in aller Ruhe durch. Sie werden sehen, dass die Inhalte dieser Übung stets auf die Erkenntnis abzielen, dass eine gestärkte Konzentrationsfähigkeit auch dazu verwendet werden kann, gute und heilsame Mental-Energien auf bestehende Problemzonen auszurichten und diese damit positiv zu verändern.

Die Übung

Schließen Sie Ihre Augen, und atmen Sie ganz ruhig, tief und entspannt.
Sie sinken tief in sich hinein.
Sie lauschen der angenehmen, tief einfließenden Musik.
Mit jedem Atemzug verstärken Sie Ihre Konzentration auf sich selbst.
Sie fühlen sich ganz ruhig, entspannt und frei.
Sie denken an nichts, nein, Sie denken an nichts. Sie sind ganz tief in Ihrem Unterbewusstsein.

Alles was Sie hören, fließt ganz tief in Sie ein. Sie fühlen sich wohl und geborgen in Ihrem Geist und Körper.
Wohlige Harmonie und Ausgeglichenheit stellen sich in Ihnen ein.
All Ihre Spannungen und Lasten fallen von Ihnen ab. Hektik und Stress sind Ihnen fremd.
Ihre Stärke sind Sie selbst – ja, Ihre Stärke sind Sie selbst!

Sie fühlen, Sie haben etwas ganz Besonderes in sich: Es ist ein strömendes Feuer – das Feuer Ihrer Leidenschaft, das ganz tief aus Ihrem Herzen kommt. Bei jedem Atemzug aktivieren Sie das grandiose, hoch lodernde Feuer Ihrer Energien in sich.

Ein Gedanke schon genügt, und Sie spüren einen angenehmen, einen starken Strom Ihrer fließenden warmen Energie, der ausgeht von Ihrem Feuer der Leidenschaft, das ganz tief aus Ihrem Herzen kommt. Diese, Ihre wunderbaren Energien, tragen Sie – Tag für Tag!

Alles geht bei Ihnen dann so leicht. Sie spüren die Kraft und Stärke Ihrer Muskeln in Ihrem Körper, in beiden Armen und in beiden Beinen.
Sie sind zu allem bereit. Sie werden immer stärker; Sie wachsen über sich hinaus. Sie sind die Persönlichkeit – Ihnen wird alles gelingen ...!
Sie haben große Ziele vor Augen. Sie werden alles erreichen; sie sind so stark!

Sie sind ein Mensch mit gutem Charakter, großer Disziplin und einem außerordentlichen Selbstbewusstsein.
Sie haben die Macht der Vorstellungskraft, Sie haben die Kraft für phantasievolle Bilder, und Sie haben die Fähigkeit, diese Vorstellungen in sich selbst zu vollenden. Ihre Stärke ist die Konzentration. Ihre Stärke ist die Konzentration auf Ihr Innerstes, auf sich selbst.
Ihnen fällt alles so leicht ...

Die Aufforderung für Ihre Konzentration heißt, Ihr innerstes Ich, Ihren großen Willen, Ihre große Leidenschaft anzutreiben, zu aktivieren und auf den Punkt genau zu lenken und zu steuern. Durch Ihr Denken und Ihre Fähigkeiten, sich Dinge vorzustellen, wird Ihnen rasch alles gelingen.
Sie werden so immer sicherer, lockerer und stärker.

Sie werden nachts von Ihren positiven Erlebnissen träumen. Sie leben diese Träume in einer Zuversicht voller Überzeugung aus Ihrem Inneren.
Die Aufforderung für Ihre Konzentration heißt: die Verdichtung Ihrer Gedanken und Ideen zu einem einheitlichen Strom.

So lassen Sie Ihre Gedanken, Ihre Ideen, Ihr ganzes Können in sich strömen – Stunde um Stunde und Tag für Tag.
Sie werden sehen, es geht alles wie von selbst ...

Nur Sie haben ihre eigene Energie, Kraft und Macht, sich selbst zu steuern, zu lenken und Ihre Ziele zu erreichen. Alles Notwendige für den Erfolg tragen Sie in sich selbst.
Sie sind eins mit der Kraft, die Sie erschaffen hat. Diese Kraft verleiht Ihnen Energie, Können und die Stärke, logisch und klar zu denken.
Ein Gedanke schon genügt, und Sie fühlen und spüren das Strömen Ihrer positiven, fließenden Energien in Ihrem Kopf.
Ja, Ihr ganzer Körper, Ihre Arme und Beine sind erfüllt vom Strom Ihrer außerordentlichen, positiven Energien. Jeder positive Gedanke, den Sie denken, gestaltet Ihre erfolgreiche Zukunft.

Sie lernen Tag für Tag mit großer Begeisterung über sich selbst.
Unser Leben ist sehr einfach: Was Sie geben, erhalten Sie vielfach zurück.
Alles, wozu Sie sich leiten, wird ein voller Erfolg. Sie haben unbändige Kraft und Energie in sich, die sich mit Ihrer Konzentration verbinden und letztendlich Sie selbst zu der Person werden lassen, die Sie sein wollen.
Ihnen ist bewusst, dass Sie alles, aber auch alles verwirklichen werden.

Sie beherrschen Ihre Vorstellungen, die Selbstsicherheit im Umgang mit Ihren Gedanken; so setzen sie alles in die Realität um – Sie verwirklichen Ihr ganzes Können in sich selbst.

Sie fühlen sich in sich stark und eins mit all dem, was Sie erreichen wollen. Die Selbstsicherheit, die Intelligenz und das Geistesvermögen Ihrer Konzentrationsfähigkeit steigern sich in Ihnen – Tag für Tag.
Die Stärke Ihrer Konzentrationsfähigkeit wird immer ausgeprägter und imposanter – bis ins höchste Maß. Mit verstärkter Motivation, Lust und Begeisterung lernen Sie über und in sich selbst. Alles, zu dem Sie sich positiv leiten, wird zum großen, geistigen Ereignis für Sie selbst.
Sie fühlen und spüren immer wieder das Fließen Ihrer eigenen geistigen Energien in sich, Sie nehmen alles in sich wahr, Sie arbeiten immer wieder mit Ihren inneren Bildern.
Sie verstehen sich zu konzentrieren – in sich selbst – auf den Punkt genau.

Sie wissen, dass Sie alles in sich tragen, was Ihnen Kraft und Stärke zur geistigen und mentalen Motivation gibt.
Sie werden für sich das Maximum erreichen – das Maximum an Konzentration!

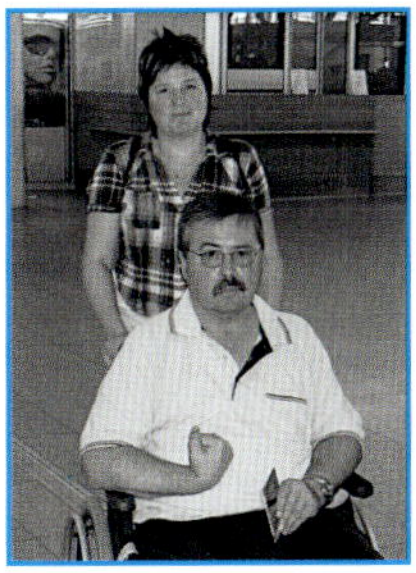

Michaela Urbanitz, Tübingen
Problem: Schlaganfall ihres Ehemannes

Mein Mann Josef hat seit einer massiven Hirnblutung im Februar 2004 eine Aphasie und Apraxie – das heißt: sein Sprachverhalten ist schwerstens gestört. Zudem ist er rechtseitig gelähmt und dadurch an den Rollstuhl gefesselt. Die logopädische Betreuung findet zweimal wöchentlich statt. Seit September 2005 haben wir durch einen glücklichen Zufall Herrn Volker Sautter mit seinen außergewöhnlich wertvollen Programmen kennengelernt. Dieses Training mit individuellen Programmen für Josef hat bahnbrechende Fortschritte gewährt. Er spricht einzelne Worte, manchmal sogar einen Satz und vor allem immer passend zur Frage und zur Situation. Herr Sautter arbeitet auch sehr erfolgreich mit Josef an seinem Selbstwertgefühl, Selbstbewusstsein und seinem Persönlichkeitsbild. Weitere positive Elemente sind das gestiegene Selbstbewusstsein und die Motivation, die sich jetzt auch gut auf die körperliche Verfassung auswirken. Er wird von der Krankengymnastin mit der Gehhilfe zum Gehen gebracht – vor Monaten wäre dies unmöglich gewesen. Dies ist ausschließlich der Erfolg von Volker Sautter. Mit ihm zusammen werden wir, und vor allem Josef, weiterkämpfen. Die Hoffnung auf eine weitere Verbesserung von Josefs Zustand steigt mit jedem Wort und mit jedem Tag, an dem Herr Sautter mit Josef weiterarbeitet.

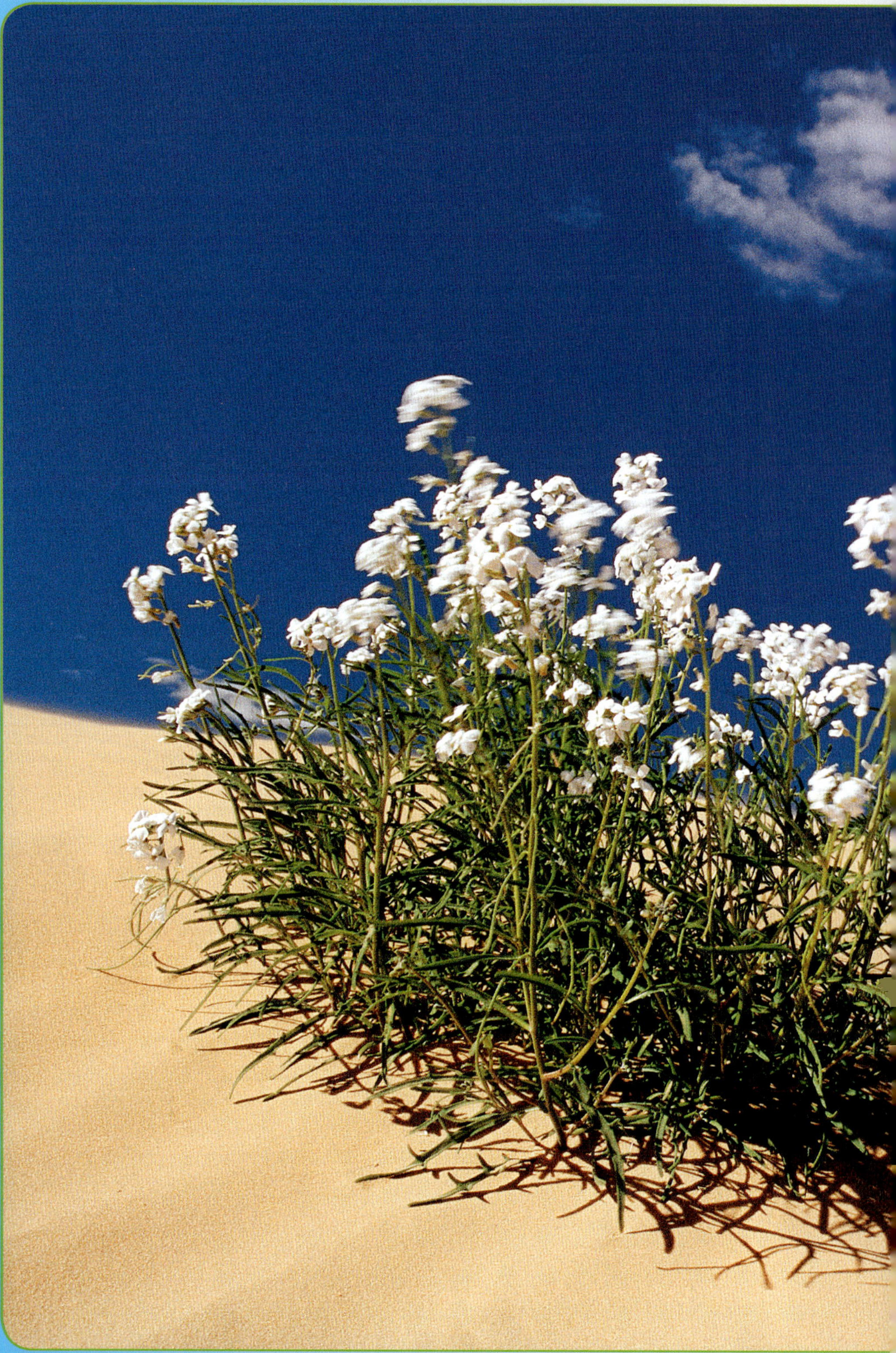

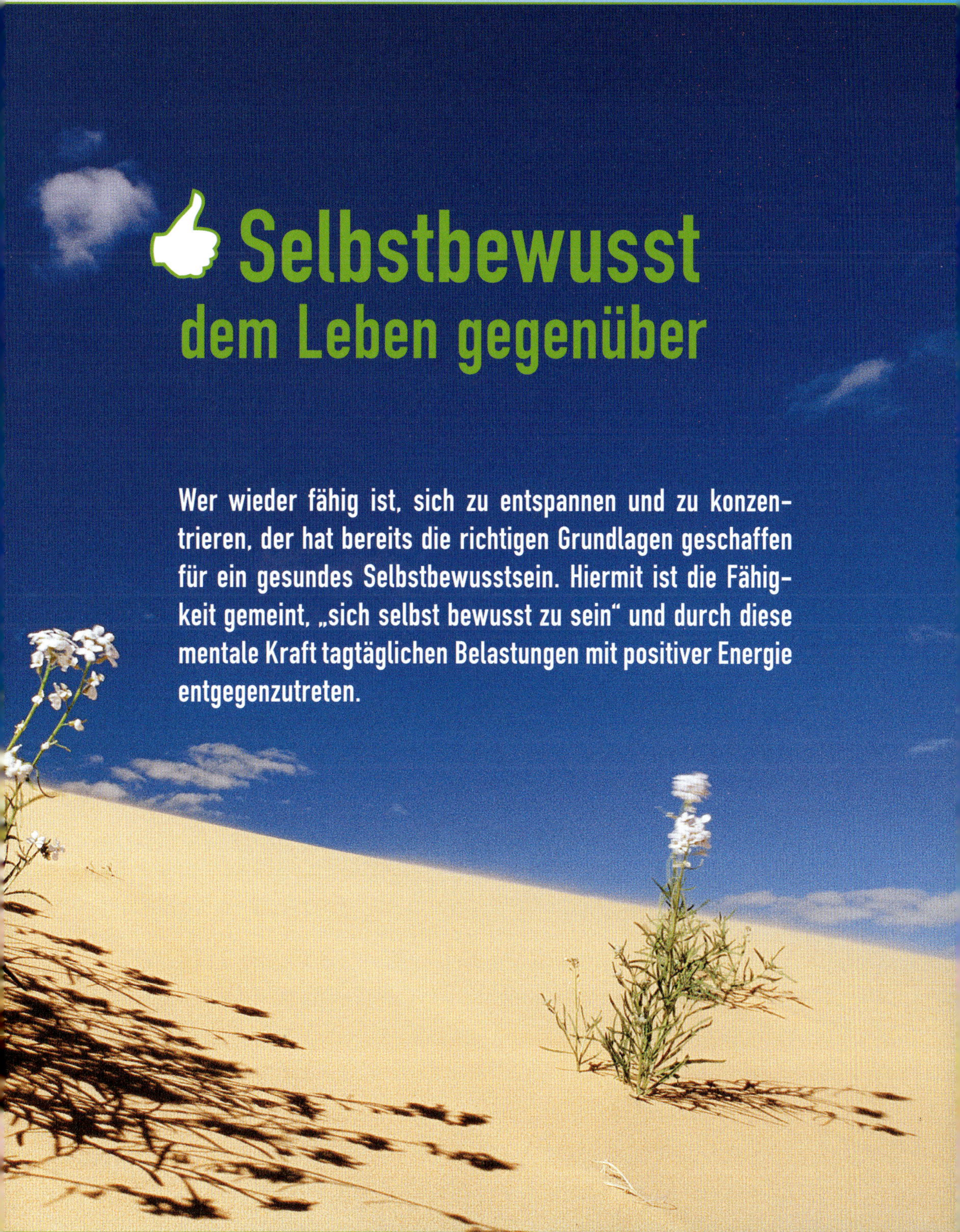

Selbstbewusst dem Leben gegenüber

Wer wieder fähig ist, sich zu entspannen und zu konzentrieren, der hat bereits die richtigen Grundlagen geschaffen für ein gesundes Selbstbewusstsein. Hiermit ist die Fähigkeit gemeint, „sich selbst bewusst zu sein“ und durch diese mentale Kraft tagtäglichen Belastungen mit positiver Energie entgegenzutreten.

Selbstbewusst dem Leben gegenüber

Wer die Fähigkeiten wiedererlangt hat, sich zu entspannen und sich zu konzentrieren, der hat gleichzeitig die Grundlagen geschaffen für ein gesundes Selbstbewusstsein. Der Begriff hier ist nicht zu verwechseln mit Egoismus. Vielmehr ist damit die Fähigkeit gemeint, ‚sich selbst bewusst zu sein' und mit dieser mentalen Kraft den Anforderungen des tagtäglichen Lebens positiv gestärkt zu begegnen.

Was ist Selbstbewusstsein?
Und wie erlerne ich es?

Ist ein Mensch seelisch, geistig, organisch oder körperlich krank, sind meist auch seine Selbstsicherheit und sein Selbstbewusstsein erschüttert. Dieses Selbstbewusstsein und sein eigenes ICH (= EGO) wieder zu normalisieren, ist die Aufgabe der PROWENTVS-Methode. Mit diesen Mentalprogrammen dringe ich ganz tief in das Unterbewusstsein vor und stelle so den Patienten geistig neu auf. Ich bewirke mit den eigenen, positiv heilenden Energien die Produktion von Glückshormonen, beeinflusse so in positiver Weise das Gehirn eines jeden und sorge damit für neuen Antrieb. Der komplette Neuaufbau von vollkommener Entspannung seines ganzen Ichs führt zu neuer Konzentrationsstärke. Mit dieser wiederum erschaffen Sie ein neues, starkes Selbstbewusstsein. Ich mache so die Spuren der geistigen Stärke wieder funktionsfähig. Sie werden die Programme in sich leben, Sie werden diese über den suggestiven Weg wahrnehmen – was heißt, dass ich Ihr Unterbewusstsein positiv stimuliere – und Sie spüren, wie das Selbstbewusstsein in Ihnen beständig anwächst.

Ein Beispiel …

Wenn ich Ihnen über 6 Wochen suggeriere, Sie könnten krank werden, dann werden Sie mit großer Wahrscheinlichkeit tatsächlich krank. Verändern Sie jedoch Negatives in Ihnen zum Positiven, werden Sie die damit verbundenen Ziele weit eher erreichen. Auch aus diesem Grund empfiehlt es sich, mit der PROWENTVS-Methode zu arbeiten.

Ein Mensch, der mental stark ist, der sich ein großes Selbstbewusstsein beispielsweise auch durch die PROWENTVS-Methode aneignet, hat dadurch sein mentales Vermögen automatisch auf ein hohes Niveau gebracht. Diesen Menschen bezeichnen wir als Menschen mit ausgeprägtem großen Selbstbewusstsein. Unter Selbstbewusstsein versteht man auch, dass das Bewusstsein die eigenen Gedanken und Gefühle positiv widerspiegelt. Im Selbst-bewusst-sein liegt das Bewusstsein für sich selbst in bestimmten Situationen. Ein Beispiel: Ein Skirennläufer fährt vor dem inneren Auge die Rennstrecke ab. Was passiert hier genau? Der Rennläufer projiziert innere Bilder auf die äußere reale Situation und versucht mithilfe dieser Bilder seine tatsächliche Situation zu beeinflussen und zu verbessern. Selbstbewusstsein ist eine Art nach außen getragener ‚Möglichkeits-Stärke' von sich selbst, welche auf jeden Fall auch Charakterstärke und äußerste Disziplin gegenüber sich selbst abverlangt.

Die Möglichkeits-Stärke in die Tat umsetzen

Durch innere Denkvorgänge kann man durchaus seine eigene Persönlichkeit erkennen und verstehen lernen. Wenn Sie für sich selbst und aus Ihrem eigenen Willen heraus zu jemandem Nein sagen wollen, signalisieren Sie sich damit auch, dass Sie es für sich selbst tun, und das wiederum signalisiert, dass Sie es sich wert sind. Steigern Sie Ihr Selbstwertgefühl. Sagen Sie auch mal Nein, wenn Sie etwas nicht möchten. Sagen Sie es nett, freundlich, bestimmt, aber sagen Sie es vor allem ohne ein schlechtes Gewissen zu haben! Und schauen Sie Ihrem gegenüber ins Gesicht, ja schauen Sie ihm in die Augen, denn das zeichnet Sie aus. Sie zeigen und drücken damit aus, Sie sind hier die selbstbewusste Persönlichkeit, Sie lassen sich nicht bedrängen. Beginnen Sie auf Ihre innere Stimme zu hören, denn mit dieser besitzen Sie den besten Berater überhaupt. Niemand kennt Sie so gut, wie Sie sich selbst!

Gehen Sie davon aus, dass jeder Mensch sein eigenes Leben zu leben hat. Deshalb ist es nicht verächtlich, wenn Sie sich öfter auch mal selbst loben. Sie arbeiten mit Ihren eigenen positiven Energien, und Sie werden sich zuerst wundern. Doch kurze Zeit später werden Sie von sich und Ihren positiven Energien vollkommen überzeugt sein. Mit einem selbstbewussten Auftreten in allen Situationen im Leben wirken Sie positiv auf ihre Umgebung ein. Geben Sie sich locker, versuchen Sie aber nicht ein anderer Mensch zu sein. Denn Ihre Körpersprache drückt ebenfalls Ihr Selbstwertgefühl und Ihr Selbstbewusstsein in einem hohen Maß aus. Zeigen Sie ruhig auch etwas von Ihrem Egoismus, denn in diesem Verhalten spiegeln sich auch das Selbstwertgefühl sowie das Selbstbewusstsein wieder (ich bestimme über mich selbst bzw. Sie bestimmen über sich selbst). In der Diskussion sprechen Sie mit kräftiger Stimme – Sie werden an Sicherheit gewinnen und damit überzeugen.

Sie können nach außen hin offen sein, aber treffen Sie die Entscheidungen für Ihr Leben selbst. Dies gibt Ihnen ein überzeugendes Gefühl von großem Selbstbewusstsein, Selbstsicherheit und Selbstbewusstheit. Damit beantworten Sie die Frage über sich selbst: „Was kann ich oder was kann ich nicht?" Die Antwort lautet: Sie sind eine Persönlichkeit mit großem Selbstbewusstsein und großem Selbstwertgefühl!

Selbstbewusstsein hilft gegen Krankheit und Schmerz

Bevor Sie Schmerzen, anderweitige Krankheitsbilder oder psychische Beeinträchtigungen bewältigen können, sollten Sie ein hohes Maß an Selbstbewusstsein erreichen. Denn Sie können Schwierigkeiten nur wirkungsvoll begegnen, indem Sie sich selbstbewusst und überzeugt mit der Sache auseinandersetzen. Schulen Sie sich ein großes Selbstbewusstsein. Sie erarbeiten und steigern so ein zielgerechtes Selbstvertauen. Es wird Ihnen eine große Hilfe sein bei Ihren Beschwerdelinderungen.

Und nun zu einem wirkungsvoll-einfühlsamen Übungs-Beispiel: Lesen Sie diese Übung in aller Ruhe, langsam und interessiert durch, bevor Sie den dritten Titel aus der Audio-CD „Denk dich gesund!“ anhören. Legen Sie sich nieder, den Kopf leicht erhöht und die Beine leicht gespreizt. Eine Hand legen Sie sich bitte auf den nackten Bauch, die andere legen Sie bitte seitlich am Körper an.

Die Übung

Sie schließen Ihre Augen, Sie atmen ganz ruhig und entspannt.
Sie befinden sich ab sofort in einer Sphäre von angenehmer Entspannung. Sie sinken ganz tief in sich hinein.
Tiefe Ruhe, Entspannung und Gelassenheit stellen sich in Ihnen ein.
Sie hören die Musik, lauschen der Stimme und entspannen sich tief.
Ihr Körper und alle Glieder sind ruhig, schwer, warm und tief entspannt.

Sie konzentrieren sich auf sich selbst. Sie besinnen sich auf Ihre Stärken, Sie besinnen sich auf sich selbst.
Sie besinnen sich auch auf die Stärken Ihres Selbstbewusstseins und Ihrer geistigen Kräfte. Sie aktivieren Ihr Ego, Sie wenden Ihre Fähigkeiten an.
Ihre innere Einstellung ist die Wichtigste. Sie fühlen sich wohl, geborgen und zufrieden. Nur Ihre positive Einstellung zählt.
Sie sind eine Persönlichkeit mit ausgeprägtem Charakter, optimistischer Einstellung und psychischer Stärke.
Sie geben Ihrem Leben Ziele. Das gibt Ihnen Kraft und stärkt Ihr Selbstbewusstsein.
Tiefe Ruhe und Ausgeglichenheit stellen sich in Ihnen ein.

Ihr Selbstbewusstsein, Ihr Selbstvertrauen und Ihre Selbstsicherheit werden von Tag zu Tag stärker. Sie stehen wie ein Fels in der Brandung, Sie sind unerschütterlich, Sie sind unbezwingbar, Sie sind so stark. Sie gehen Ihren Weg voll positiver Zuversicht. Ihnen wird alles gelingen. Sie denken und handeln schnell. Sie nehmen sich an. Sie folgen Ihrem höchsten Ziel.
Sie erkennen das Richtige und handeln danach.
Sie verfügen über sich selbst – Sie sind frei!
Ihr Leben ist Wechsel und Wandel, Sie wollen harmonisch sein.
Sie bleiben unabhängig, keiner kann Sie bedrängen.
Sie denken selbstständig und entscheiden.

Enttäuschungen, falsche Versprechungen sowie negative Äußerungen prallen von Ihnen ab. Sie verlassen sich nicht auf andere, Sie bestimmen und entscheiden für sich allein.
Sie stehen zwar in der Gemeinschaft, aber Sie setzen sich durch.
Negative Einflüsse weisen Sie von sich, stolz setzen Sie Ihr Ego ein und sagen: Nein!
Sie sind stärker als all die anderen. Ihr Kontra steht zu jeder Zeit. Sie gehen Ihren selbstbestimmten Weg.
Äußere Einflüsse und negatives Denken gibt es für Sie nicht.
Nur ein positives und selbstbewusstes Leben streben Sie an.
Sie kommen Ihren Zielen, dem Selbstbewusstsein, der Selbstsicherheit durch Ihre positive Lebensweise immer näher. Sie werden immer stärker, Sie wachsen über sich hinaus.
Sie schirmen die äußeren Einflüsse und negativen Kritiken ab.

Sie sind die Persönlichkeit mit dominanter Ausstrahlung, großem Selbstbewusstsein, Selbstsicherheit, äußerster Disziplin und positiver Einstellung.

Weder heute noch morgen beschäftigen Sie sich mit negativen Gedanken.
Ihr gesundes Ego bestimmt Ihre Richtungen und Ihren Weg.
Sie erhöhen Ihre Lebensqualität, Sie bestimmen über sich selbst.
Ihr Geist und Körper erholen sich, in Ihnen wird alles wie neu.
Sie stehen in der Gemeinschaft, Sie setzen sich durch.
Ihr unbändiger Wille zum Erfolg treibt Sie immer wieder voran.
In Ihnen wachsen Persönlichkeit, Charakter und großes Selbstbewusstsein – Sie sind eine Persönlichkeit mit Kraft und überdimensionalem Willen!

Sie kennen Ihre Ziele.
Sie beschreiten Ihren klaren Weg. Sie wachsen in sich und über sich hinaus. Sie sind ganz ruhig, ausgeglichen und entspannt.
Wohltuende innere Ruhe und Gelassenheit stellen sich bei Ihnen ein. Sie leben Ihre Fähigkeiten nachts in Ihren Träumen aus.
Mit Ihrer inneren Ruhe und Gelassenheit, in Ihrer wohltuenden Harmonie treiben Sie dahin.
Sie atmen ganz ruhig, ausgeglichen und entspannt.

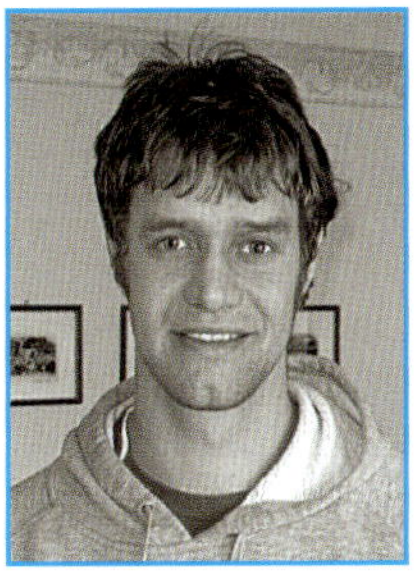

Daniel Brack, Balingen
Problem: Leistungsschwankungen im Profi-Sport

Als Bundesliga-Handballer trainiere ich in der Regel sieben bis acht Mal pro Woche die Bereiche Kondition (Kraft, Schnelligkeit, Ausdauer), Technik und Taktik. Doch folgende Probleme im Spiel konnte ich auch durch mehr Kraft- oder Ausdauertraining einfach nicht in den Griff bekommen: Ein starker Zusammenhang zwischen meinem erstem Torwurf und der restlichen Spielleistung sowie die Tatsache, dass schlechte Schiedsrichterleistungen mich in meiner vollen Leistungsentfaltung behindern.

Aus diesem Grund entschloss ich mich, zusätzlich mit Mentaltraining speziell und regelmäßig zu trainieren. In Volker Sautter habe ich für dieses Vorhaben den idealen Partner gefunden. Durch sein Mentales Training hilft er mir, mit Stress-Situationen auf dem Spielfeld und außerhalb besser umzugehen. Dies wirkt sich positiv auf meine Spielleistung aus. Zu Beginn unserer Zusammenarbeit konnte ich mir nur sehr schlecht vorstellen, durch Gespräche und Programme mein Selbstvertrauen zu stärken. Doch die Skepsis verflog rasch, und die Erfolge stellten sich schnell ein.

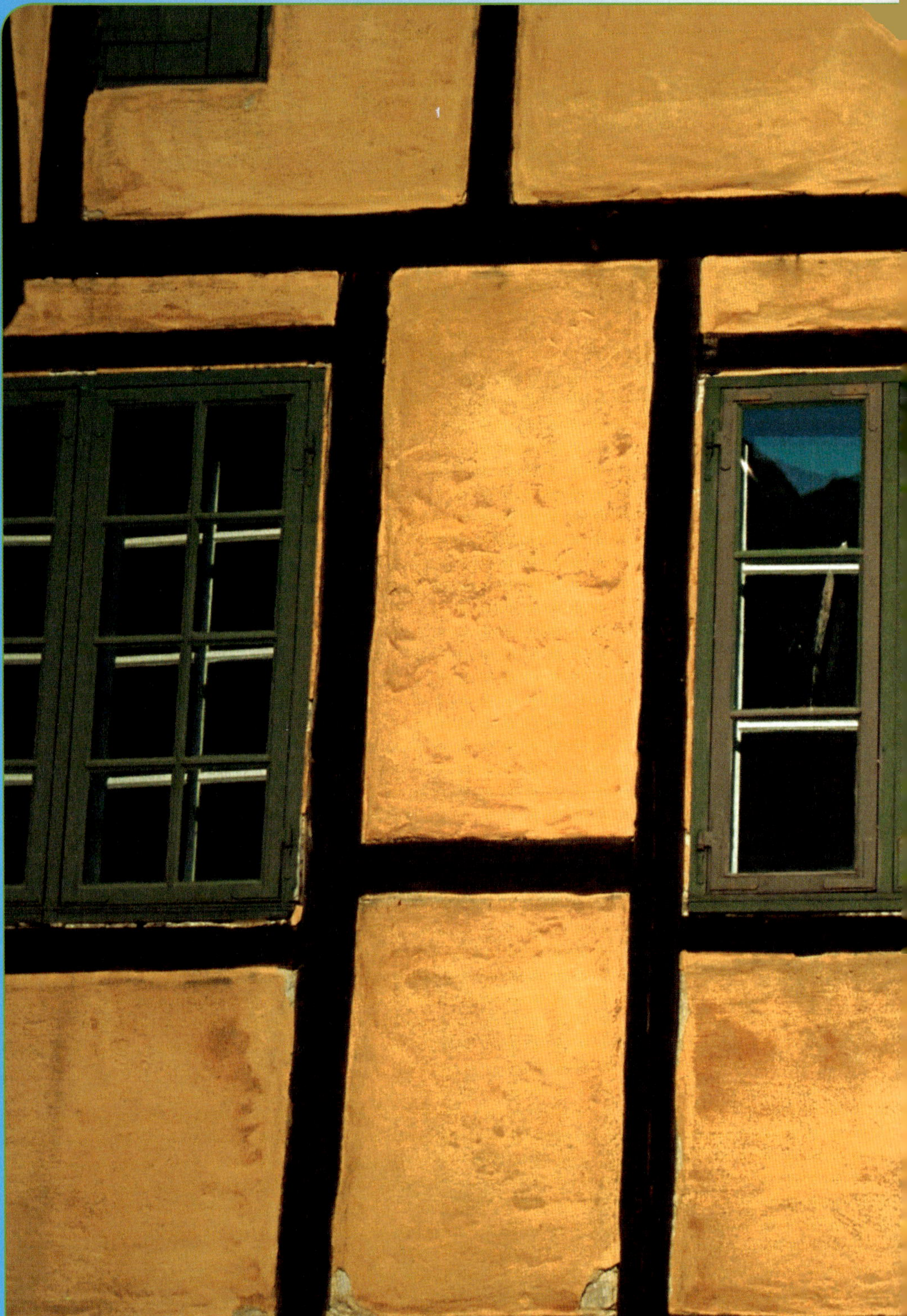

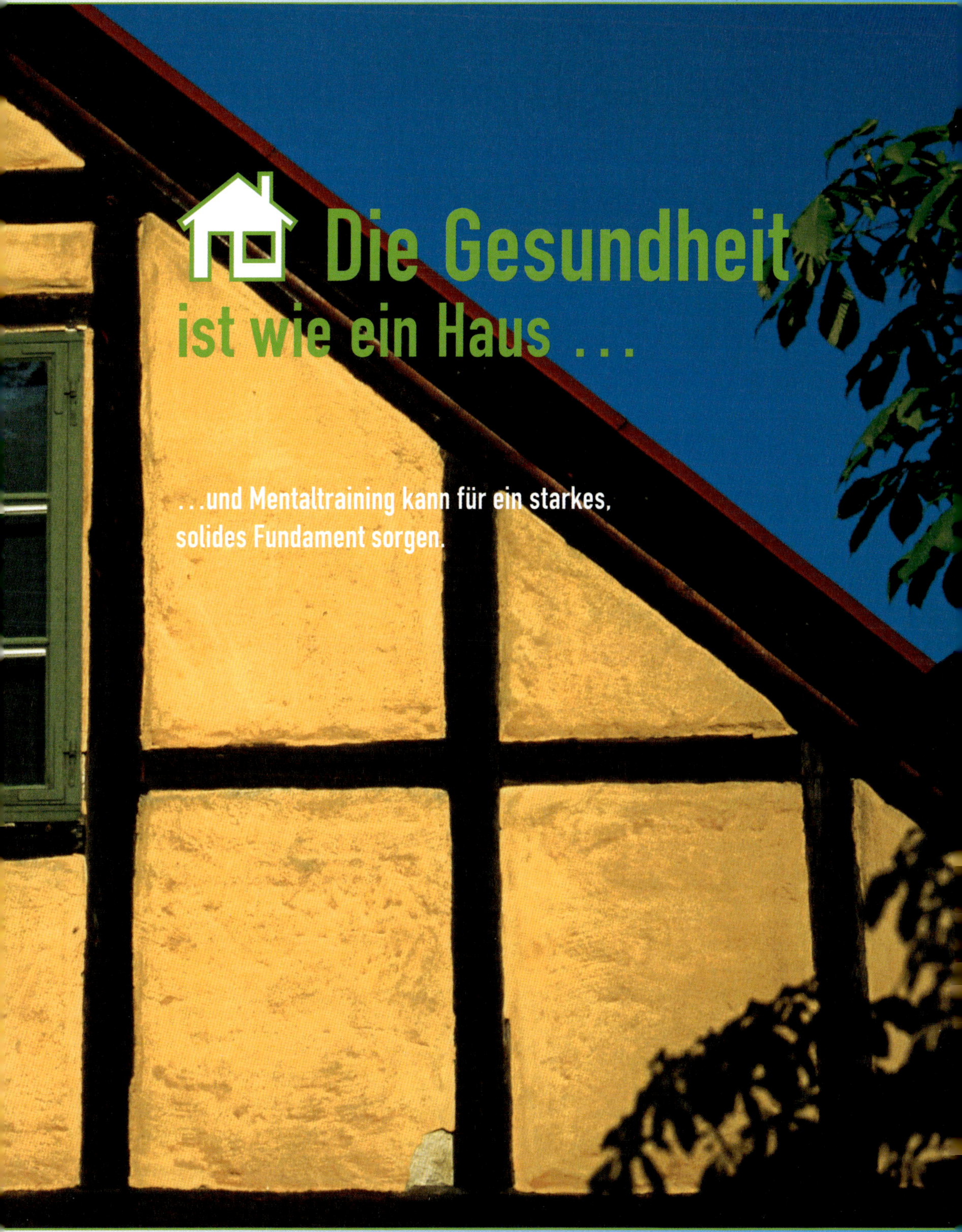

Die Gesundheit ist wie ein Haus …

…und Mentaltraining kann für ein starkes, solides Fundament sorgen.

Die Gesundheit ist wie ein Haus ...

Stellen Sie sich ein schönes Haus vor. Mit einem Keller, mit einem gemütlichen, großzügigen Wohnbereich darüber und schließlich mit einem schönen ausladenden Dach. Mit diesem behaglichen Bild ist durchaus auch unsere Gesundheit vergleichbar: Der Keller ist eine Art Lagerstätte, tief in unserer Persönlichkeit, und bildet gleichzeitig das Fundament, das den Rest des Hauses trägt.

Hier lagern unsere ganz frühen Erfahrungen, an die wiederrum sehr oft unsere ganz tiefen, ganz grundsätzlichen Empfindungen gekoppelt sind. Geborgenheit, Wohlbefinden, Sicherheit – aber auch: Unbehagen, Trauer, Angst. Die meiste Zeit über ist in diesem Teil des Hauses das Licht gelöscht. Was sagen will: In vielen Situationen wirken unsere Empfindungen sprichwörtlich im Dunkeln, ohne dass unser Bewusstsein direkt Einfluss auf sie nimmt. Dennoch gibt es – wie in jedem Keller – die Möglichkeit, das Licht einzuschalten. Das sind auch genau die Momente, in denen man bewusst in sich hineinspürt hinsichtlich seiner Empfindungen und vielleicht auch den Drang hat, hier die Dinge neu zu ordnen beziehungsweise hier mal zu entrümpeln, neu zu organsieren, aufzuräumen. Bringt man mit Hilfe des mentalen Trainings gelegentlich Licht ins Dunkel dieser meist unbewussten Zone, erkennt man sehr schnell die tragenden Stützwände dieser sprichwörtlich fundamentalen Räume: Entspannung, Konzentration und Selbstbewusstsein für die positiven Empfindungen – Anspannung, Stress und Selbstzweifel für die negativen, wobei diese tragenden Wände eher wackelig und brüchig daherkommen.

Der kluge Hausbesitzer sorgt vor

Wenn man nun als Hausbesitzer weiß, dass man sowohl starke, stützende Elemente im Fundament seiner Behausung hat wie auch wackelige und brüchige, was liegt da näher, als – hinsichtlich einer sicheren und angenehmen Wohnqualität – die brüchigen und schwachen Elemente des Fundaments zu akzeptieren und die starken, tragenden Elemente zu stützen? Und genau das kann Mentaltraining für die Gesundheit leisten! Wir alle haben unsere Schwachstellen in unserem Unterbewusstsein. Die negativen Gefühle, die uns einengen und uns oft daran hindern, sich frei zu entfalten und dabei sicher und glücklich zu fühlen – das ist nur allzu menschlich, das geht jedem so. Wir alle haben aber auch unsere tragenden Emotionen in uns, unsere Stärken, unsere positiven Gefühle aufgrund angenehmer, beschützender Erfahrungen, die wir sehr oft bereits ganz früh in unserem Leben gemacht haben. Genau das sind die tragenden Elemente des Fundaments für unsere Gesundheit. Stärken wir diese, in dem wir uns wieder häufiger an diese ‚zurückerinnern', sorgen wir dafür, dass das gesamte Gebäude Gesundheit auf starken Pfeilern gerade stehen bleibt und somit in den oberen Stockwerken weiterhin beste Wohnqualität bietet. Holen wir uns aber zu selten diese Grundemotionen in unser Bewusstsein oder bildlich gesprochen: Gehen wir zu selten in den Keller, schalten das Licht an und ‚erneuern' somit diese stützenden Elemente des Hauses wieder, verlieren sie an Bedeutung und geben den brüchigen, wackeligen Elementen mehr Freiraum. Der Rest ist hier dann schnell erzählt: Den ständigen Kräften des umliegenden Erdreichs ständig ausgesetzt, geben die wackeligen Fundamente immer mehr nach, und der ganze Wohnbau gerät in eine Schieflage. Was im Untergrund noch gar nicht unbedingt ein großer Schaden sein muss, wächst sich in zunehmender Höhe dann doch beträchtlich aus: Im Mittelstock – im Wohnbereich – entstehen Risse in der Wand, vielleicht lockern sich auch die Fenster in den sich verziehenden Wänden, während auf dem Dach die Balken krachen, die Dachziegel ihren Halt verlieren und das Haus damit seinen Schutz verliert.

ⓘ Zwei Dinge sind aus Sicht des Mentaltrainings wichtig:

Was im Unterbewusstsein noch gar nicht richtig spürbar ist, kann in den darüber geordneten Etagen immer schwerwiegendere Schäden verursachen. Und: Will ich die Schäden am Dach grundsätzlich wirkungsvoll behandeln, muss ich mich auch dem Fundament der Gesundheit zuwenden.

Das Bild des Hauses haben wir auch deshalb gewählt, weil hier die einzelnen Stufen einer Beschwerde-Entwicklung bis hin zum ausgeprägten Krankheitsbild sehr anschaulich darstellbar sind: Was im Unterbewusstsein der menschlichen Seele ‚bröckelt und schwächelt', führt in der Wohlfühlzone des Hauses Gesundheit zu den ersten Vorboten einer zukünftigen Krankheitsentwicklung. Diese sind beispielsweise Bluthochdruck oder auch Kopfschmerzen. Viele Menschen leiden in der heutigen Zeiten an diesen Vorboten einer unheilvollen Entwicklung. Der unheilvolle Vorbote Bluthochdruck beispielsweise führt über viele Jahre hinweg unbehandelt sehr häufig zu schweren Krankheiten wie Schlaganfall, Herzinfarkt oder Diabetes. Fast jeder weiß das mittlerweile. Was nicht jeder weiß: Der Vorbote Kopfschmerz – ebenfalls ein millionenfaches Problem – kann häufig Früh-Signal zukünftiger psychischer Leiden sein wie Depressionen, Burn Out oder chronischer Schlaflosigkeit. Und somit wären wir dann am Ende der Fahnenstange angelangt, oder, um im Bild des Mentalen Trainings zu bleiben, auf dem Dach des Hauses, von dem schlussendlich die Dachschindeln herunterpurzeln und damit das gesamte Gebäude unbewohnbar wird.

Was kann man mit Mentaltraining dafür oder dagegen tun?

Mentales Training ist tatsächlich ein Dafür- oder Dagegen-Instrument. Sie können mit mentalem Training etwas dafür tun, damit Sie Ihre Gesundheit erhalten, wenn Sie noch gesund sind. Sie stärken die fundamentalen Mauern Ihrer Gesundheit über die Ausübung von Entspannung, über die Schärfung Ihrer Konzentrationsfähigkeit und über die Stärkung Ihres Selbstbewusstseins. Mit den gleichen Mitteln tun Sie etwas dagegen, wenn Sie bereits an ersten Vorboten möglicher Erkrankungen leiden oder bereits direkt von einem Leiden betroffen sind. In diesem Fall allerdings bietet Ihnen unser Mentaltraining dazu noch die Möglichkeit, direkt auf die drohende Beschwerde einzugehen. Eine genauere Beschreibung hierzu finden Sie auch noch mal im Kapitel ‚Die PROWENTVS-Methode'. Oder in den nun folgenden beiden Kapiteln, in denen wir mal etwas näher die bereits erwähnten unheilvollen Vorboten näher beleuchten wollen.

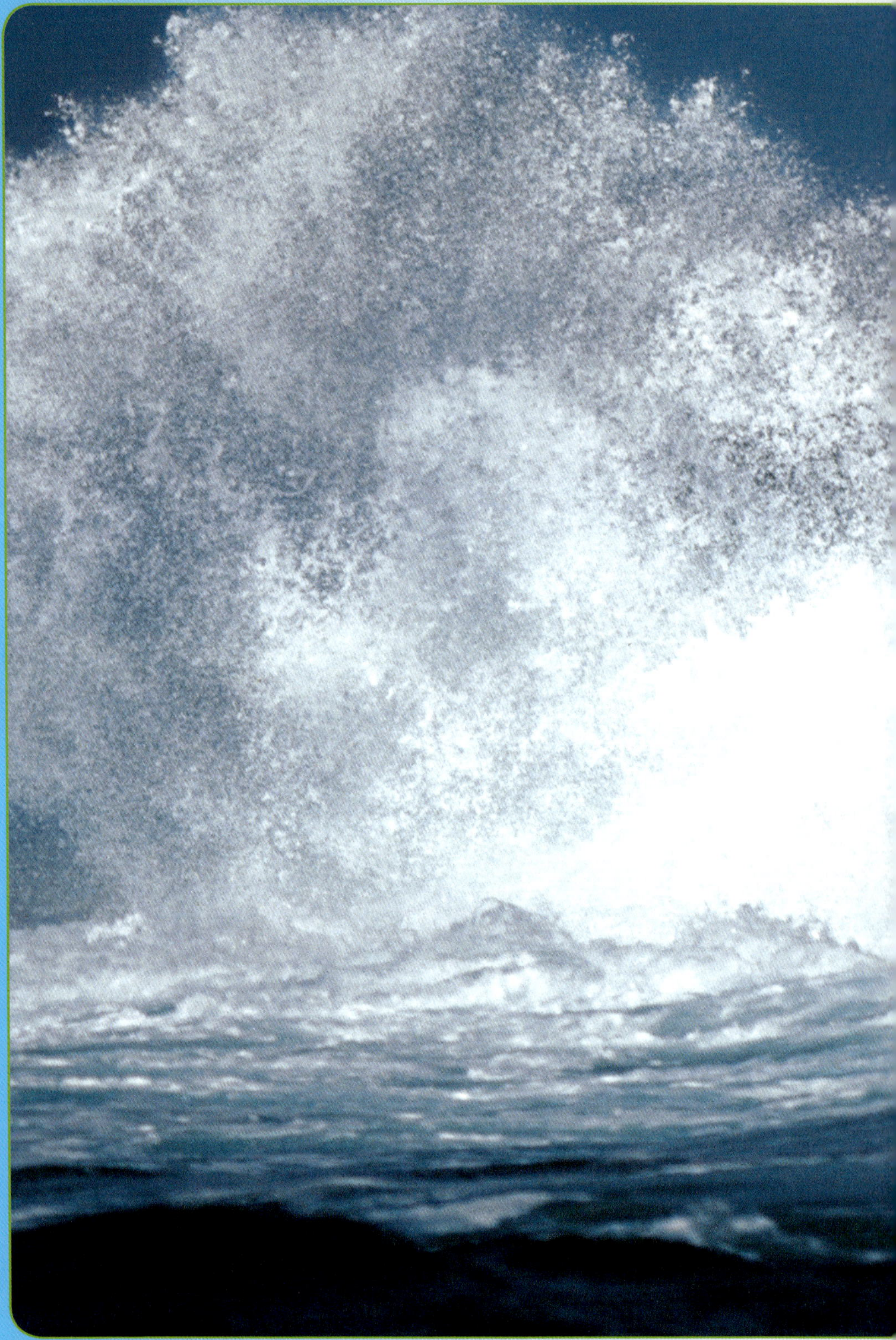

Bluthochdruck – ein unheilvoller Vorbote!

Viele Krankheiten kündigen sich lange vorher an, ohne dass man sie bemerkt. Und ‚plötzlich' sind die da...! Das Mentaltraining spricht bei solchen Vorankündigungen von unheilvollen Vorboten. Millionen Menschen leiden z. B. unter Bluthochdruck – ohne allerdings wirklich darunter zu leiden. Denn: Bluthochdruck tut nicht weh und verursacht auch ansonsten erst einmal keine größeren Beschwerden. Erst einmal ...

Bluthochdruck – ein unheilvoller Vorbote!

Sehr viele Krankheiten der heutigen Zeit kündigen sich bereits lange vorher an, ohne dass man das spürt. Das Mentaltraining spricht bezüglich solcher Vorankündigungen von unheilvollen Vorboten. Ein solcher Vorbote ist Bluthochdruck. Millionen Menschen leiden unter diesem Vorboten – ohne allerdings wirklich darunter zu leiden. Denn: Bluthochdruck tut nicht weh und verursacht auch ansonsten erst mal keine größeren Beschwerden.

Das allerdings ändert sich, wenn diese Störung über lange Jahre hin anhält. Urplötzlich kommen schwere Leiden ins Spiel, die so vorher gar nicht absehbar waren. ‚Urplötzlich' übrigens ist da sehr oft im wahrsten Sinne des Wortes gemeint, wenn ein Herzinfarkt oder Schlaganfall einen Hypertoniker – so der Fachausdruck für einen Bluthochdruck-Betroffenen – überfallartig treffen wie ein Blitz aus heiterem Himmel. Die heutige Wissenschaft weiß da allerdings Genaueres: Sehr häufig war der heitere Himmel in solchen Fällen gar nicht mehr so heiter. Der unheilvolle Vorbote eines solchen Ereignisses war bereits oft Jahre vorher als dunkle Wolkenfront am Horizont der Gesundheit aufgezogen: Bluthochdruck.

Für Menschen, die von sich wissen, dass sie Bluthochdruck haben, ist Mentales Training eine äußerst effektive Möglichkeit, diesem unheilvollen Vorboten entgegenzuwirken.

Das Motto lautet: Wehret den Anfängen!

Mit Mentaltraining können Blutdruckwerte sehr schnell und teilweise sehr stark verbessert werden – und das ganz ohne Nebenwirkungen!

In einer Langzeit-Stichprobenstudie, die wir über mehrere Wochen mit Klienten aus Herrn Sautters Kurs ‚Mentales Training gegen Bluthochdruck' unter fachlicher Leitung erstellt haben, wurde diese Tatsache unbedingt bestätigt. Im Schnitt sanken die Bluthochdruckwerte der Teilnehmer schon nach kurzer Zeit mit mentalem Training um durchschnittlich 35 Prozent. In einigen Einzelfällen wurden hiermit sogar Werte über 50 Prozent erzielt!

Der Blutdruck sinkt – der Medikamentenverbrauch auch

Was die Pharmaindustrie nicht unbedingt gerne hören will, kann beim Kunden neben den blutdrucksenkenden auch kostensparende Effekte haben. Denn bei beispielsweise einer durchschnittlichen Senkung des Blutdrucks um 35 Prozent kann zusammen mit dem behandelnden Arzt auf jeden Fall über eine Verringerung der eventuell vorhandenen Medikation nachgedacht werden. Und wer weiß, was diese Medikamente heutzutage kosten, der weiß auch, dass dieser Zweit-Nutzen durchaus ebenfalls bedenkenswert sein kann – von den sehr häufig ‚eingesparten' Nebenwirkungen mal ganz abgesehen.

Wer klug ist, trainiert, bevor was passiert

Zu guter Letzt sei noch der Langzeitnutzen von mentalem Training erwähnt. Wer bereits auf der Stufe des unheilvollen Vorboten Blutdruck mit Mentaltraining beginnt, der entzieht den möglichen Folge-Leiden buchstäblich den Boden, auf welchem diese nur zu gerne gedeihen. Man muss dabei wissen, dass es hier nicht nur um Schlaganfall und Herzinfarkt geht, sondern auch um andere schwere Krankheiten wie Diabetes, Nierenleiden oder auch Netzhautzerstörungen im Auge. Die mentalen Kräfte zu trainieren und somit zu stärken, kann hier durchaus eine richtige und wichtige Vorsorge sein. Aber auch bei bereits bestehenden Leiden ist Mentaltrainig eine durchaus effektive Form – beispielsweise begleitend zu den Medikamenten –, etwas Entscheidendes zur Beschwerdelinderung beziehungsweise zur Gesundung zu tun.

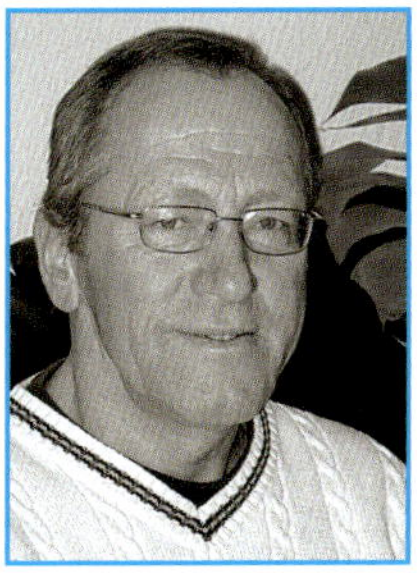

Johann Boschner, Tübingen
Problem: Bluthochdruck

Unter der Leitung von Herrn Volker Sautter empfinde ich ein neues Lebensgefühl. Seit ich den Bluthochdruck-Kurs gemacht habe, ist mein Blutdruck gesunken und meine Einstellung zu allem ist positiver denn je. Ich wurde ruhiger, ausgeglichener, selbstbewusster und zufriedener. Ich registriere die Welt um mich wieder mit anderen Augen. Auf meinem Leidensweg habe ich schon viele Methoden ausprobiert, nichts hat genützt, bis ich zu Herrn Sautter kam.

Ich denke, Herr Sautter ist ein Mensch, der sich in jeden anderen Menschen durchaus hineinversetzen kann und somit direkt auf dessen Leid einwirken kann. Ich will mich bei Herrn Sautter bedanken für die große Hilfe, die er mir gegeben hat.

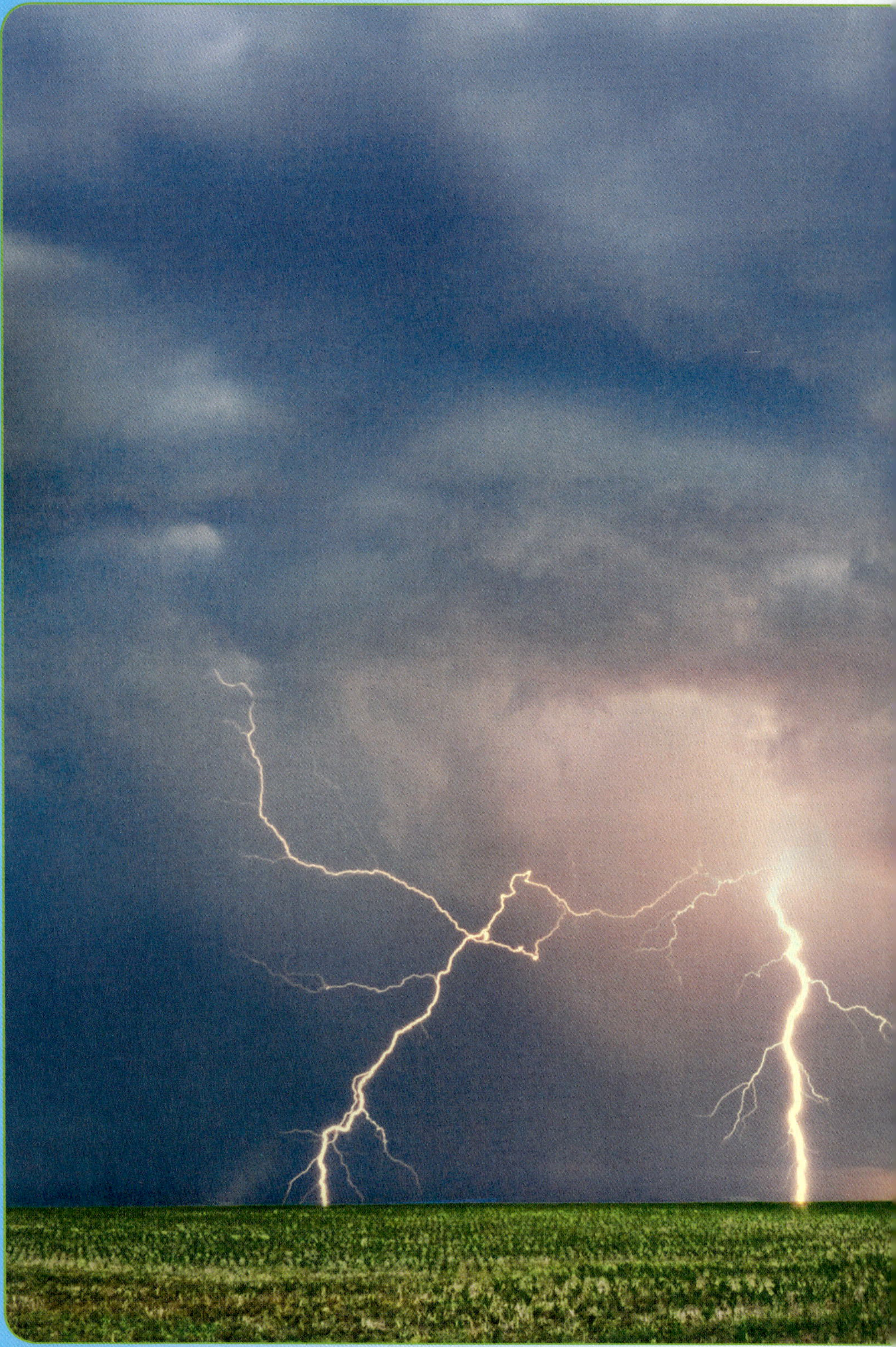

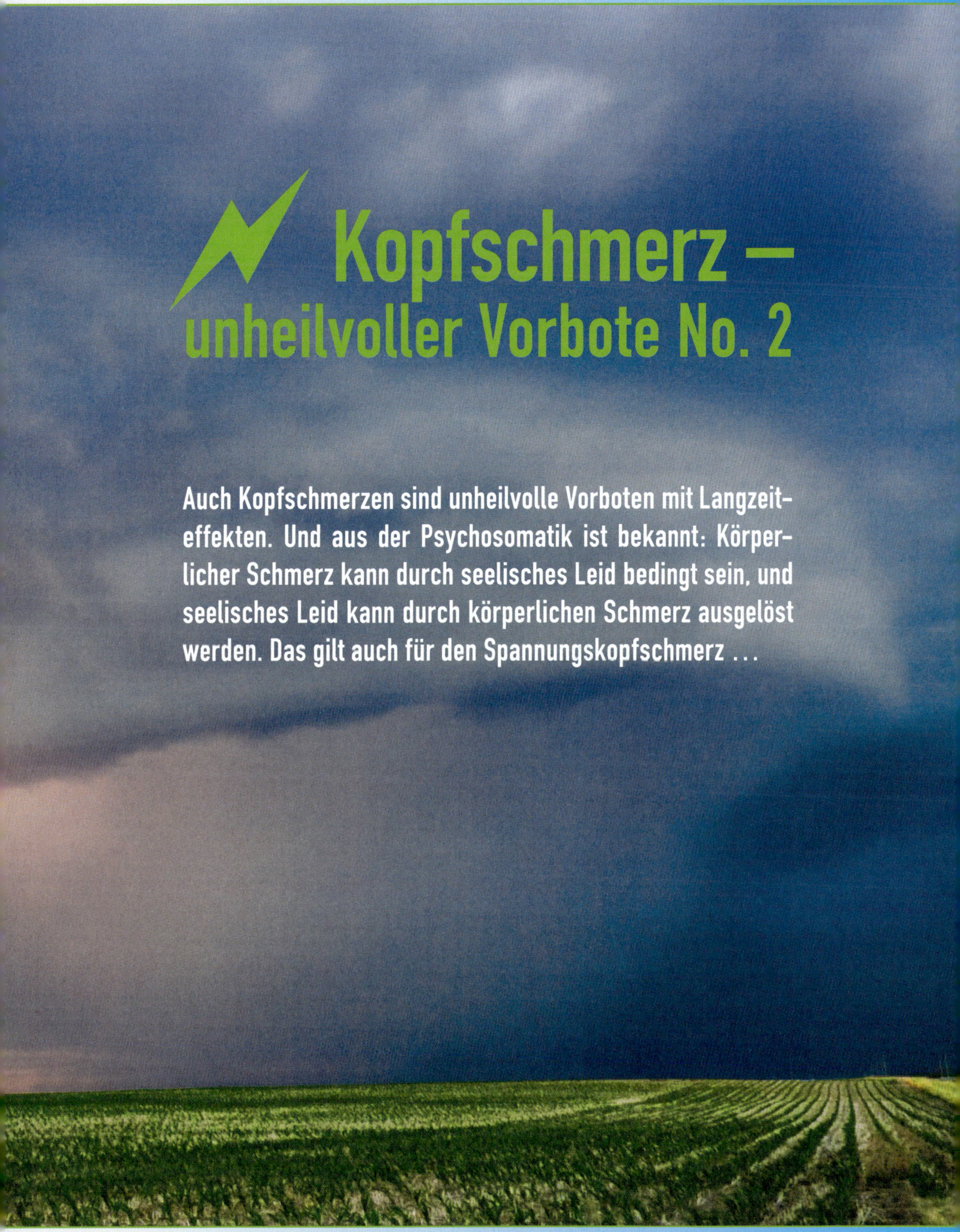

Kopfschmerz – unheilvoller Vorbote No. 2

Auch Kopfschmerzen sind unheilvolle Vorboten mit Langzeiteffekten. Und aus der Psychosomatik ist bekannt: Körperlicher Schmerz kann durch seelisches Leid bedingt sein, und seelisches Leid kann durch körperlichen Schmerz ausgelöst werden. Das gilt auch für den Spannungskopfschmerz …

Kopfschmerz – unheilvoller Vorbote No. 2

Lapidar gilt: Was Bluthochdruck für den Körper ist, sind Kopfschmerzen für die Seele – unheilvolle Vorboten mit Langzeiteffekten. Schon lange ist hier folgender Zusammenhang bekannt und als sogenannte Psychosomatik wissenschaftlich benannt: Körperlicher Schmerz kann durch seelisches Leid bedingt sein und seelisches Leid wiederrum durch körperlichen Schmerz ausgelöst werden. Vor allem der zweite Teil dieser Feststellung trifft auf den Spannungskopfschmerz zu. Der Zusammenhang hier kann vielfältiger Natur sein.

So können beispielsweise länger andauernde Kopfschmerz-Attacken beim Betroffenen das Gefühl hervorrufen, dass irgendetwas organisch nicht stimmt. Diese Krankheitsangst – beispielsweise vor einem Gehirntumor – kann sich so hartnäckig festsetzen, dass ein seelisches Leiden daraus erwächst. Diffuse Ängste vor Siechtum und Tod führen beispielsweise zum Gefühl der Ausweglosigkeit. Wer diesem Gefühl länger ausgesetzt ist, läuft Gefahr, eine Depression zu entwickeln. Dieses Beispiel ist aber nur ein möglicher Zusammenhang, wie Kopfschmerzen auch Vorboten von späteren seelischen Leiden sein können. Mehr dazu erfahren Sie in diesem Kapitel später noch. Schauen wir zuerst einmal auf die Grundsituation des Massenleidens Kopfschmerz:

ⓘ Kopfschmerzen sind ‚mehrheitsfähig'

90% der Bevölkerung leiden ab und an unter Kopfschmerzen. 3% leidet unter chronischem – das heißt ständigem – Kopfweh. Das sind immerhin circa 2,5 Millionen Menschen in Deutschland.

Aber was genau führt dazu, dass bei manchen Menschen der lästige Kopfschmerz zur Dauerbelastung wird? Dazu müssen wir uns vergegenwärtigen, wie Schmerz im Körper entsteht und welche Instanzen daran beteiligt sind. Zuallererst gibt es für jedes Schmerzereignis fast immer einen Auslöser.

Schmerzen haben grundsätzlich eine wichtige Funktion

Typische Auslöser für Kopfschmerzen können beispielsweise Durchblutungsstörungen im Gehirn sein, aber auch stressbedingte Stoffwechselstörungen in den Nervenzellen gehören dazu. Auf das Vorhandensein solcher Auslöser reagiert eine Art Schmerz-Meldesystem aus speziellen Nervenbahnen, welches letztendlich nur signalisieren soll, dass im Moment etwas nicht stimmt und dass der Körper Hilfe braucht. Nehmen wir ein banales, aber den meisten Lesern wohlbekanntes Beispiel hierfür: Man hat auf einer Party zu viel Alkohol getrunken und dazu auch noch verschiedene Sorten durcheinander. Am nächsten Morgen ist er da:

der unsägliche Kopfschmerz – besser bekannt unter dem Namen ‚Kater'. Die eigentliche Aufgabe der Schmerzbahnen ist nun die, dem Bewusstsein unmissverständlich zu melden, dass hier etwas aus dem inneren Gleichgewicht geraten ist. Und das stimmt ja auch: Körperfremde Alkohole (Äthanole) sind im Körper, dazu ist durch die stark erweiterten Blutgefäße während dem Alkoholgenuss dem Körper viel Wasser entzogen worden – ein summa sumarum chemisches Ungleichgewicht, das über die Kopfschmerzen zum einen recht eindrücklich dokumentiert wird und zum anderen dazu auffordert, den Körper bei den ‚Reparaturarbeiten' zu unterstützen. In diesem Fall kann diese Reparatur geschehen durch viel Wassertrinken. Die verlorene Flüssigkeit wird so wieder aufgenommen, und die körperfremden Stoffe können dabei gleichzeitig besser ausgespült werden. Wer noch eine Kopfschmerztablette der Flüssigkeit hinzufügt, macht hier auch keinen Fehler und wird mit Sicherheit in Kürze folgende Wahrheit erfahren: Ist der ursprüngliche Zustand des Körpers wiederhergestellt, ist der Kopfschmerz passé.

Von Auslösern und ausgetretenen Pfaden im Moor

Manche Kopfschmerzauslöser sind jedoch leider nicht so leicht erkennbar wie das eben beschriebene Glas zu viel. Kann in so einem Fall der Schmerzauslöser vom Betroffenen nicht dauerhaft abgestellt werden, kommt ein unheilvoller Mechanismus in Gang. Denn die Schmerzbahnen ‚verinnerlichen' sich aufgrund ihrer Dauerbeanspruchung. Man kann sich das bildlich vorstellen wie das Laufen auf einem weichen Untergrund. Je öfter ich denselben Pfad im Moor ablaufe, desto tiefer prägen sich meine Schritte in den Untergrund ein. Je öfter Schmerzsignale durch die Nervenbahnen jagen, desto reizbarer werden diese Übermittlungskanäle für eben diese Signale. Am Ende einer solchen Entwicklung braucht unter Umständen gar kein Auslöser mehr vorhanden sein, um das Schmerzmelde-System in Gang zu setzen. Der Schmerz entsteht quasi durch seine eigenen, mittlerweile hoch überreizten Schmerzbahnen und ist somit chronisch geworden – das heißt jederzeit bereit aufzutreten, auch ohne erkennbaren Auslöser.

Nicht immer können die Auslöser erkannt werden

Selbstverständlich ist es bei immer wiederkehrenden Kopfschmerzen zuvorderst angesagt, nach den tatsächlichen Auslösern zu suchen. Sehr oft liegen diese in muskulären Verspannungen begründet, in falschen Lebensgewohnheiten, in ungünstigen Ruhe- und Schlafbedingungen oder auch in einer hochsensiblen psychischen Bereitschaft, ‚sich ständig den Kopf zu zerbrechen' – ärztlicher Rat kann hier zweifelsohne sehr oft und sehr gut helfen. Aber dennoch gibt es immer wieder Menschen, bei denen konkrete Auslöser nicht gefunden werden können. In diesen Fällen sind zwei Rückschlüsse möglich: Entweder der Schmerz ist bereits chronisch geworden und läuft somit ohne Auslöser ständig von alleine ab, oder der Auslöser ist so versteckt, dass man ihn einfach nicht finden kann. In beiden Fällen kann – um jetzt zum eigentlichen Thema zu kommen – Mentaltraining sehr gute Linderungs- und sogar Heilungschancen bieten.

Das Nachlassen und Verschwinden des Schmerzes bedingt zusätzlich, dass dem Betroffenen wieder seelische Energien zur Verfügung stehen, die vormals durch den dauernden Schmerz blockiert waren. Diese mentalen Eigenkräfte wiederrum werden dann zusätzlich dem Schmerz entgegenwirken und ihn letztendlich zum kompletten Stillstand führen.

Erst zerbricht man sich den Kopf, dann zerbricht die Seele

Warum es äußerst wichtig sein kann, den Kopfschmerz von heute zu stoppen? Nun, ganz einfach: Zum einen ist die Lebensqualität ohne Schmerz immer hochwertiger als eine mit Schmerzen. Zum anderen sind Kopfschmerzen – wie schon eingangs des Kapitels kurz angeklungen – dafür bekannt, dass sie auf Dauer in ein seelisches Leiden führen können. Und hier ist nicht nur die bereits beschriebene Angst vor einem Gehirntumor gemeint. Man weiß beispielsweise heute auch, dass in einem schmerzenden Kopf die sogenannten Botenstoffe – also die chemischen Ladungsüberträger an den Nervenenden im Gehirn – in ein ähnliches Ungleichgewicht geraten wie bei depressiv Erkrankten. Das muss nachdenklich stimmen, denn aufgrund dieser Tatsache wird es noch wahrscheinlicher, dass dauerhaft wiederkehrende Kopfschmerzen letztendlich ebenfalls die Vorboten seelischer Leiden sein können. So wie der hohe Blutdruck eine Art Vorspiel für den Herzinfarkt oder Schlaganfall sein kann, so kann häufiger Spannungskopfschmerz durchaus auch der unheilvolle Vorbote von späteren Seelenkrisen sein. Ganz abgesehen mal davon, dass ein jahrelanger Schmerzmittelgebrauch gegen Kopfschmerzen ebenfalls sehr oft in eine schwerwiegende seelische Notlage führt, die da heißt Medikamentenabhängigkeit.

Mit Sicherheit verhält es sich häufig auch so, dass häufige, starke Kopfschmerzen durch einen seelischen Notstand überhaupt erst ausgelöst werden. Auch hier sollte – wie vorhin bereits erwähnt – gemeinsam mit einem Fachmann nach der eventuellen Ursache gefahndet werden. Dass starke Kopfschmerzen, die über einen längeren Zeitraum immer wieder auftreten, auch die Vorboten für eine seelische Erkrankung in der Zukunft sein können, trifft mit Sicherheit aber ebenfalls sehr häufig zu.

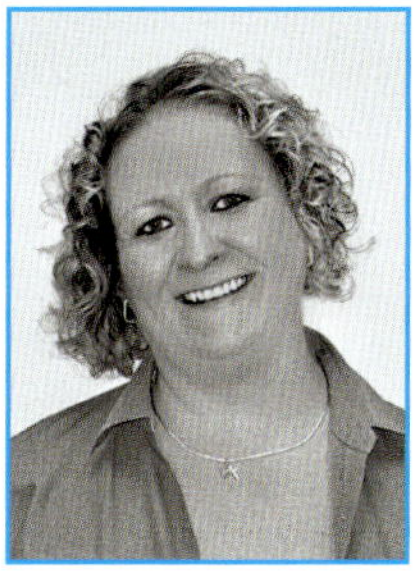

Petra Klein, Reutlingen
Problem: Migräne

Seit circa zwölf Jahren leide ich an Migräne. Mit den Jahren wurden die Anfälle immer stärker und kamen in immer kürzeren Abständen. Vor ungefähr vier Monaten habe ich die CD ‚Mentales Training gegen Migräne' von Volker Sautter geschenkt bekommen. Ich gebe zu, diese erst mal belächelt zu haben – aber wcit gefehlt!

Die CD lief nun immer während ich im Bett lag, und es passierte etwas Erstaunliches: Ich konnte wieder mühelos einschlafen. Seither gehe ich nicht mehr ohne diese CD ins Bett. Und ich kann es kaum glauben, aber ich habe in den letzten vier Monaten nur zwei richtige Migräneanfälle gehabt, und diese waren weitaus nicht so schlimm wie zuvor. Nun möchte ich mich noch bei Herrn Sautter bedanken, dass er so etwas Wunderbares an Heilmethode erschaffen hat.

Mir kommt es wie eine Erlösung vor, denn diese Methode befreit mich nach und nach von den Beschwerden sowie von den starken Medikamenten, und dafür bin ich von Herzen dankbar.

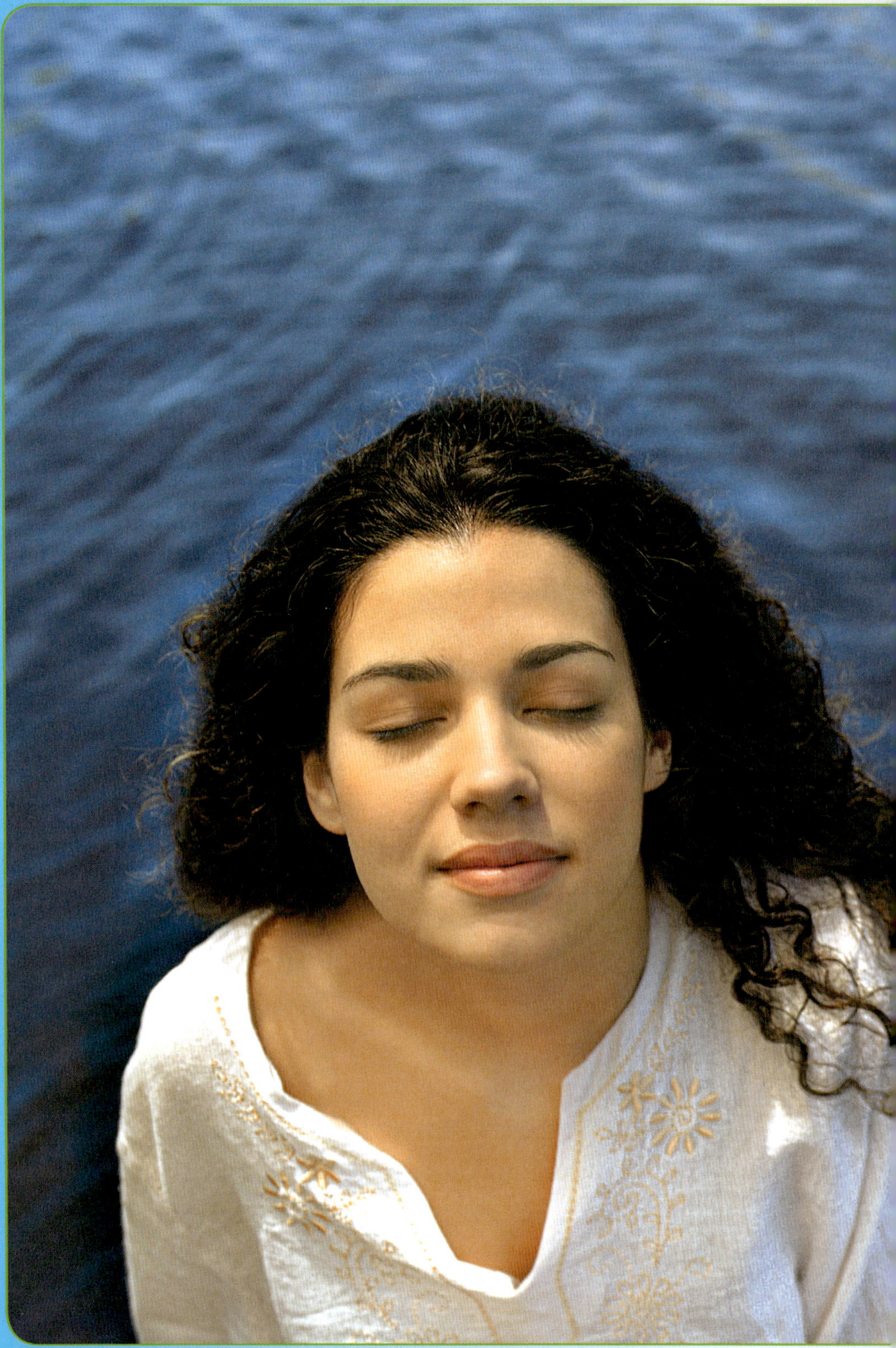

Mentaltraining
unter sinnvoller Anleitung

Auch wenn man für Mentales Training nach der PROWENTVS-Methode keine Vorkenntnisse benötigt, kann man mit ein paar kleinen Vorbereitungen die Trainingssituation noch erheblich effektiver gestalten.

Mentaltraining unter sinnvoller Anleitung

Auch wenn man für Mentales Training nach der PROWENTVS-Methode keinerlei Vorkenntnisse benötigt, empfiehlt es sich, das nun folgende Kapitel aufmerksam durchzulesen. Denn mit ein paar kleinen Vorbereitungen im Vorab kann man die Trainingssituation so effektiv gestalten, dass das eigentliche Training noch besser wirken kann.

Der Trainingsraum
und die Vorbereitungen für den Trainingserfolg

Der Ort des Trainings sollte während der Übungszeit gegen äußere Einflüsse möglichst abgeschirmt sein. Der Raum sollte leicht abgedunkelt sein, die Raumtemperatur hier sollte mindestens 20°C betragen. Halten Sie während Ihrer Übungszeit die Fenster im Raum geschlossen, um den äußeren Lärmpegel auszublenden. Sämtliche mögliche Störquellen wie Hausklingel, Telefon, Radio, Fernsehgerät, Computer oder Ähnliches sollten abgestellt sein, um jegliche Unterbrechung zu vermeiden. Sie sollten sich für Ihr Training genug Zeit nehmen und möglichst keine direkt nachfolgenden

Termine wie Shoppingtour, Sport, Besuche, Fernsehsendungen oder Ähnliches vorgesehen haben, damit Sie sich gedanklich nicht bereits auf eine dieser Aktionen einstellen.

In den ersten Wochen absolvieren Sie das Training am besten alleine – also auch ohne Partner oder andere Familienmitglieder. Damit die beste Entspannung gewährleistet werden kann, benützen Sie entweder Ihr eigenes Bett, eine Liege, Matraze oder eine Trainingsmatte. Ziehen Sie sich lockere, angenehme Kleidungsstücke zum Training an – Trainingshose und ein lockeres Shirt tun hier beispielsweise beste Dienste. Gürtel, Schnallen oder auch Schals sind lästig und hinderlich, da sie drücken und einengen. Ziehen Sie eventuelle Schuhe aus. Trinken Sie vor Beginn jedes Trainings ein Glas Wasser – das gleicht Ihren Flüssigkeitsspeicher aus.

Bevor Sie Ihre Liege-Position einnehmen, recken und strecken Sie sich. Um schnell in die beste Ruhelage zu gelangen, verschränken Sie am besten erst mal beide Arme hinter dem Kopf, strecken kräftig Ihren Rücken durch und lockern diese Position wieder. Bereits jetzt stellt sich das erste Wohlgefühl der Entspannung ein und bringt Ihren Körper dazu, sich in die günstigste Entspannungsposition zu bringen – diese wird eine lang ausgestreckte Rückenlage sein. Ihren Kopf sollten sie leicht erhöht und weich gebettet legen. Decken Sie sich mit einer leichten Decke zu, damit Sie nicht auskühlen.

Wählen Sie möglichst immer gleiche Trainingszeiten, da wir Menschen eine innere Uhr besitzen und diese sich schon nach kurzer Zeit auf Körper, Geist und Seele einstellt und so den Erholungseffekt zusätzlich unterstützt.

Auch sorgen Sie so für einen regelmäßigen Termin, nach welchem Sie sich schon nach kurzer Zeit sehnen werden.

Das sollten Sie auf keinen Fall machen:

Verschränken Sie niemals die Hände und überkreuzen sie nicht die Beine in der endgültigen Liegeposition! Sie würden sonst in kürzester Zeit ihren eigenen Pulsschlag wahrnehmen, der sie bei den Übungen stört und aus dem Rhythmus bringt.

Das wären die wichtigsten Vorbereitungen, die zum noch besseren und schnelleren Gelingen von Mentaltraining dazugehören.

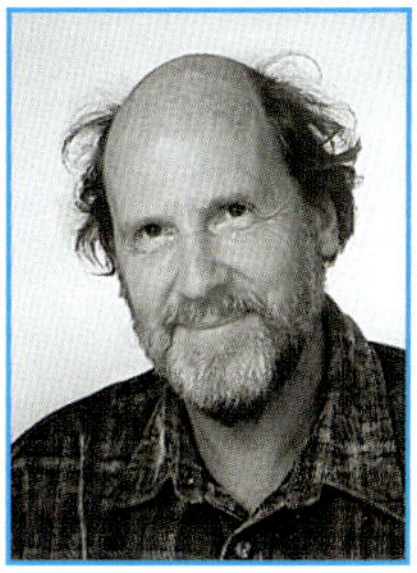

Dr. Mstyslaw Suchowerskyi
Schmerzmediziner

Diese Mental-Suggestiv-Programme sollten so schnell wie möglich für jeden zugänglich sein!

Wir leben in einer Zeit, in der Stress und Hektik die Hauptfaktoren sind. Die Menschen sind überfordert – wir überfordern uns selbst. Viele Menschen, egal in welchem Alter, sind durch irgendwelche Krankheiten einem Dauerschmerzsyndrom oder Unwohlsein ausgesetzt. Hier kann ich die PROWENTVS-Therapien von Herrn Sautter nur empfehlen.

Die eigentliche Leistung von Herrn Sautter ist – denke ich –, dass er die Leistungen diverser Eigen-Energie-Heilmethoden wie beispielsweise autogenes Training u. a. zusammengeführt und vereinfacht hat. Was also bedeutet, man kann in relativ kurzer Zeit davon profitieren. Außerdem lernt man dennoch sehr viel beim Anwenden dieser Methode. Herr Sautter ergänzt hervorragend die Arbeit von Medizinern, die leider immer weniger Zeit für ihre Patienten haben. Ich kann Herrn Sautter nur empfehlen.

Dr. Mstyslaw Suchowerskyi

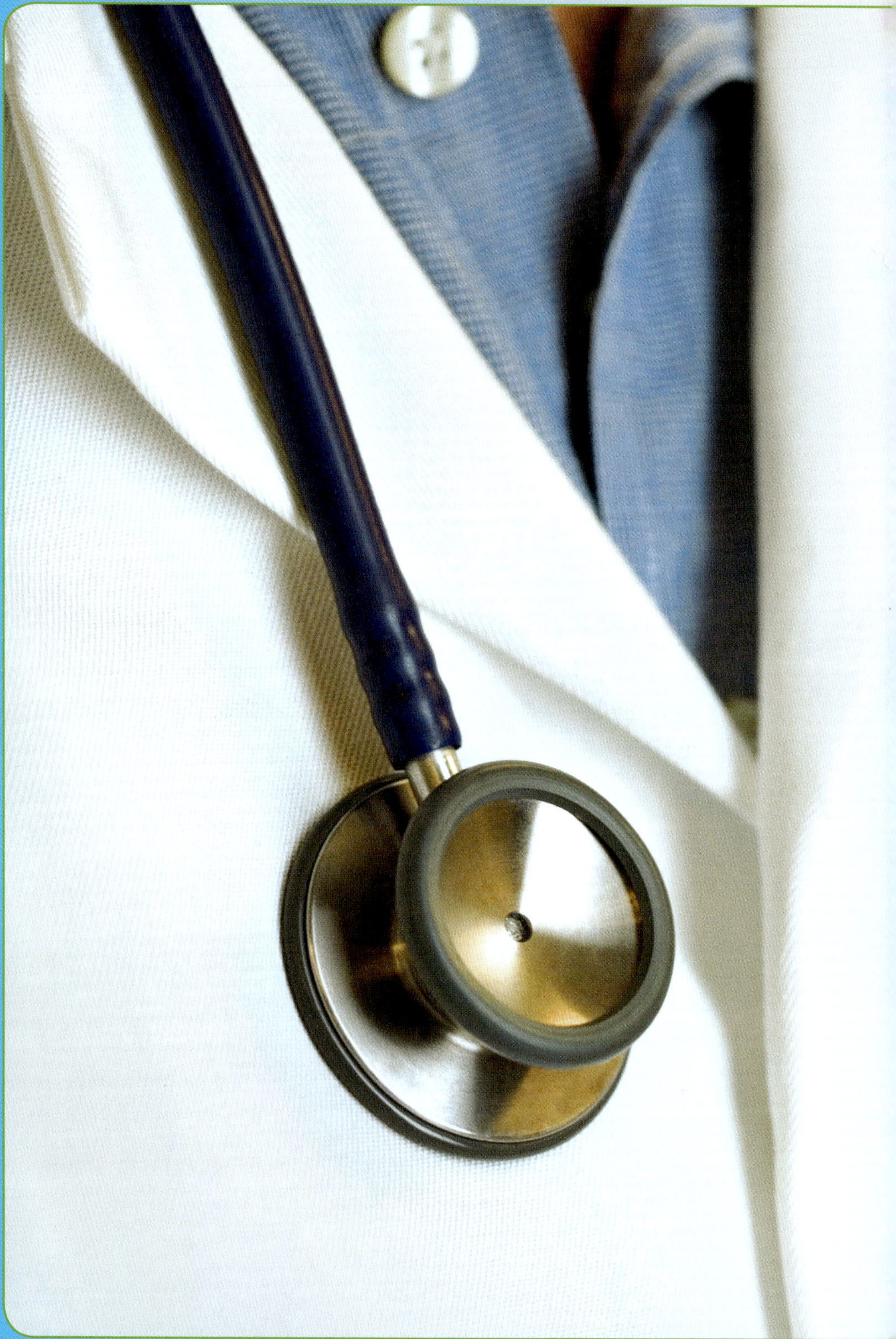

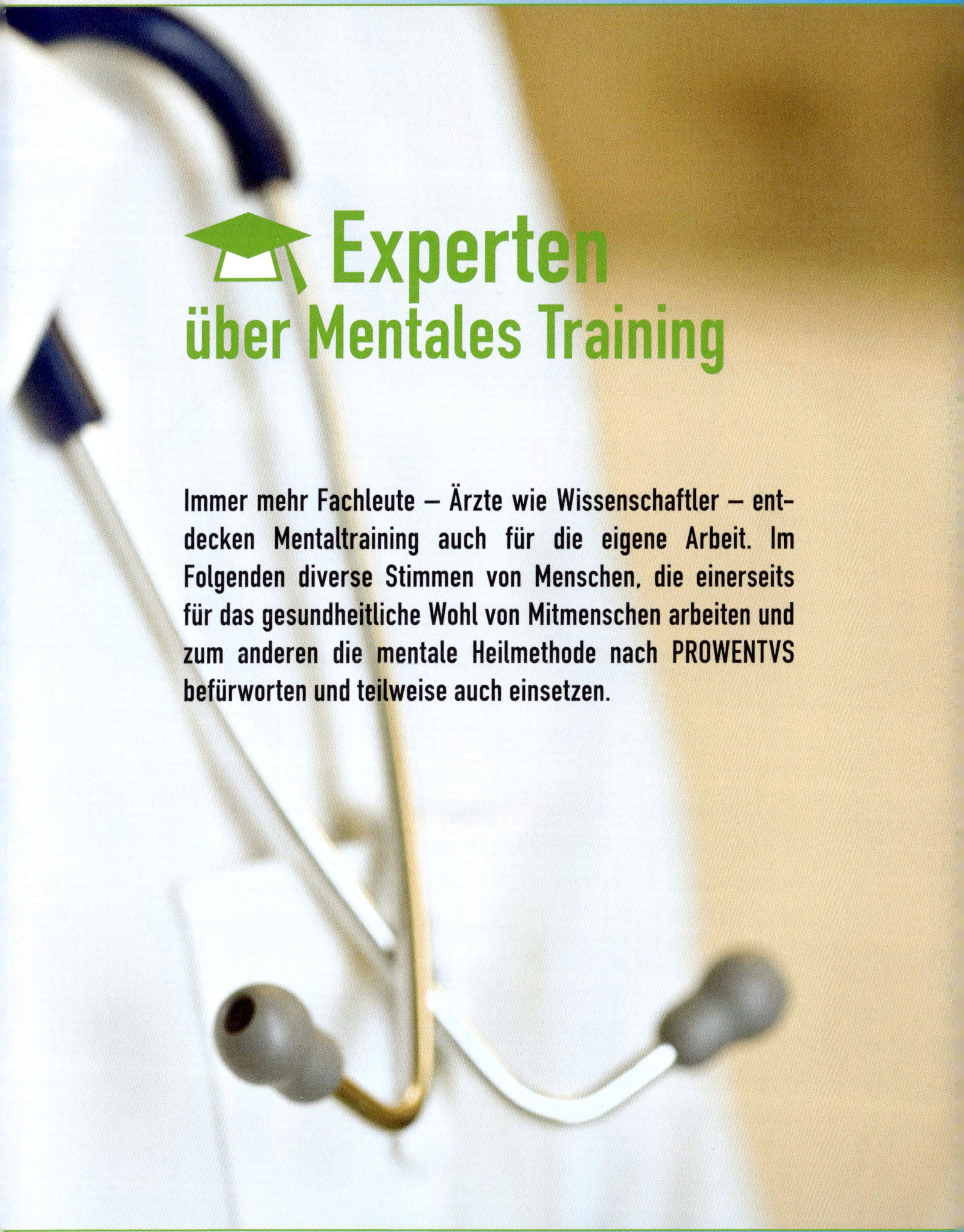

Experten über Mentales Training

Immer mehr Fachleute – Ärzte wie Wissenschaftler – entdecken Mentaltraining auch für die eigene Arbeit. Im Folgenden diverse Stimmen von Menschen, die einerseits für das gesundheitliche Wohl von Mitmenschen arbeiten und zum anderen die mentale Heilmethode nach PROWENTVS befürworten und teilweise auch einsetzen.

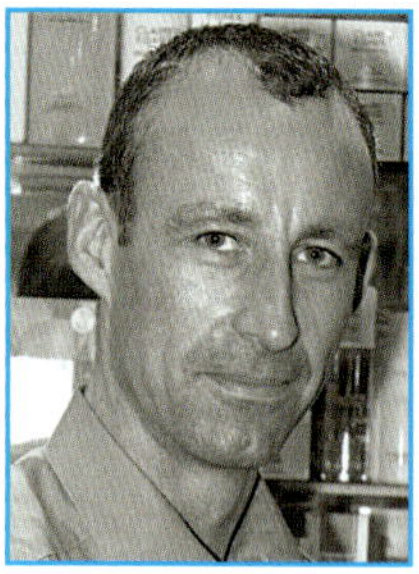

Dr. Jochen Vetter
Apotheker

Hektik und Stress kennzeichnen unsere Zeit. Es fehlt die Zeit, um sich seinen Ängsten und Problemen zu stellen. Dem allgegenwärtigen Druck psychisch und physisch Stand zu halten, wird aber erst durch das Bewusstsein möglich, dass man seinen Körper und Geist samt deren Veränderungen begleiten und unterstützen kann. Gewinner haben es schon lange entdeckt: Das mentale Training als Erfolgsgarant im Sport und Beruf. Sie entwickeln hierdurch ein neues Selbstbewusstsein und überwinden Ängste. Auch wir Heilberufler müssen erkennen, dass eine symptomatische Behandlung zwar zweckmäßig und zielführend sein mag, der Erfolg einer Therapie aber von der Mitarbeit der Betroffenen abhängt. Genau hier setzt der Autor an.

Präventiv und ergänzend zur Therapie werden die mentalen Fähigkeiten gestärkt. Zugeschnitten auf die individuelle Problematik werden bewährte und erprobte Methoden angeboten, die der Betroffene zu Hause durch- und weiterführen kann. Er muss es nur wagen ...

Dr. Jochen Vetter

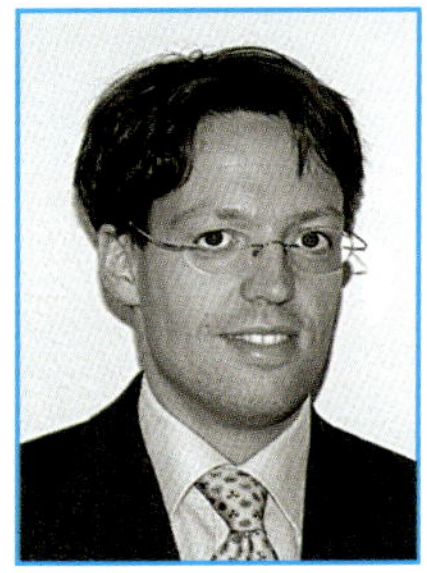

Prof. Dr. med. Andreas Luft

Hirnforscher und Neurologe

Unsere Motivation bestimmt entscheidend unser Handeln. Sie ist Voraussetzung für vieles, das wir erfolgreich tun. In Fragen der Gesundheit fehlt vielen Menschen dic Motivation. Vor allem auch, wenn Schmerzen, Müdigkeit, Lustlosigkeit oder gar eine Depression – gespeist durch eine chronische Krankheit – hinzukommen. Leider baut die moderne Medizin in hohem Maße auf die Motivation ihrer Patienten. Viele Therapien erfordern regelmäßige Kontrollen, Disziplin in der Lebensführung und die sorgfältige Einnahme von Medikamenten. Fehlt die Motivation zur Veränderung der Lebensführung, so müssen regelmäßig Medikamente eingenommen werden – wieder eine Frage der Motivation. Für den Arzt ist eine fehlende Motivation des Patienten oft ein unlösbares Problem. Motivation durch spezielle Techniken und Training zu fördern, ist die Vision des Autors. Inspiriert aus seiner langjährigen Arbeit mit Hochleistungssportlern beschreibt er Verfahren zur Motivationssteigerung und Entspannung – relevant für jeden, ob gesund oder krank.

Prof. Dr. med. Andreas Luft

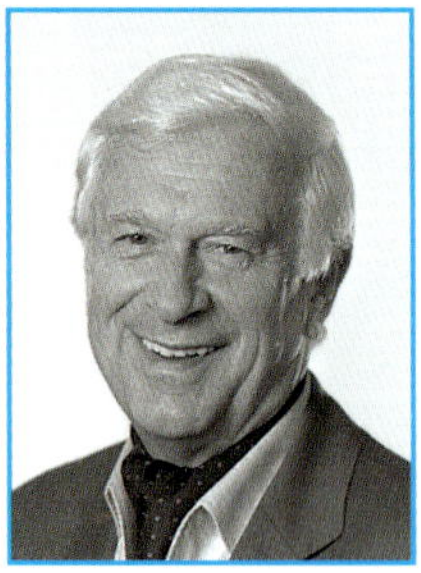

Prof. Hademar Bankhofer
Medienexperte für Gesundheit

Ihre Ohren werden Augen machen …

Kranksein ist teuer geworden. Viele bekommen von ihrer Krankenkasse vieles nicht mehr erstattet. Daher erfahren zwei Strategien in unserer Zeit besondere Bedeutung. Erstens: Wir müssen alles tun, was in unserer Macht steht, damit wir erst gar nicht krank werden. Das bedeutet: mehr Präventions-Maßnahmen, mehr Vorsorge. Und wir sollten alle Möglichkeiten ausschöpfen, damit wir uns bei einer Reihe von Befindlichkeitsstörungen und gesundheitlichen Problemen – insofern vom Arzt eine exakte Diagnose vorliegt – selbst mit einfachen Methoden helfen können.

Es gibt mehrere Möglichkeiten, etwas für die Gesundheit zu tun: Man kann ein Kurzentrum oder eine Klink aufsuchen. Man kann wöchentlich zum Arzt gehen. Man kann regelmäßig Sport treiben, kann sich gezielt gesund und ausgewogen ernähren. Man kann Kurse und Vorträge besuchen und kann Ratgeber-Bücher mit vielen Anregungen und Rezepten lesen.

Doch da gibt es in unserer Zeit noch einen Weg, der immer beliebter wird: Gesundheits-Ratschläge und regelrechte Therapien können auch über die Ohren kommen. Ja, Sie haben richtig verstanden. Man kann sich auch gesund hören! Und genau diesen modernen, faszinierenden Weg zeigen uns in der vorliegenden Edition der erfahrene Mentaltrainer und diplomierte Experte für autogenes Training, Doz. Volker Sautter, ein langjähriger lieber Freund aus Tübingen, und sein kongenialer Partner, der Komponist und Musikproduzent Nils Hemme Hemmen. Sie haben ein erfolgreiches Mentalprogramm auf Audio-CD geschaffen und nennen es „Denk dich gesund!“. Sie treffen damit den Nagel auf den Kopf. Denn es ist hinlänglich bekannt, daß Menschen, die fit im Kopf sind, auch viel mehr als andere für ihre Gesundheit tun.

Das Denken, die geistige sowie seelische Einstellung fürs Gesundbleiben und Gesundwerden sind Grundvoraussetzungen für ein längeres Leben und bessere Lebensqualität. Und dann darf man nicht vergessen: Die richtige Entspannung ist eine gute Voraussetzung für eine starke Immunkraft und für eine optimale Bewältigung von Stress und Stressfolgen. Volker Sautter und Nils Hemmen zeigen uns mit ihrem neuen Mentalprogramm auf Audio-CD, wie man auf diese faszinierende Weise eine Menge für ein gesundes Herz, für einen gesunden Kreislauf, für einen gesunden Blutdruck tun und viele gesundheitliche Katastrophen rechtzeitig im Vorfeld verhindern oder zumindest abbremsen kann. In diesem Sinn wünsche ich Ihnen viel Freude und Erfolg beim Gesund-Denken!

Professor Hademar Bankhofer

Impressum

Hinweis

Die Ratschläge/Informationen in diesem Buch und auf der Audio-CD sind von Autoren und Verlag sorgfältig erwogen und geprüft, dennoch kann eine Garantie nicht übernommen werden. Eine Haftung der Autoren bzw. des Verlags und seiner Beauftragten für Personen-, Sach- und Vermögensschäden ist ausgeschlossen.

Umschlaggestaltung und Konzeption

R.M.E. Eschlbeck / Kreuzer / Botzenhardt, München

Layout, Satz

C·DESIGN, Christoph Dirkes, Hannover / Neuenkirchen

Redaktion & Producing (Buch & Audio-CD)

Nils Hemme Hemmen, Stuttgart

Projektleitung

Dr. Harald Kämmerer

Bildredaktion

Annette Mayer

Bildnachweis

Alamy, Abingdon, Oxfordshire, UK: 10/11 (Petra Wegner); Boschner Johann (Privatarchiv), Tübingen: 75; Brack Daniel (Privatarchiv), Balingen: 63; Corbis, Düsseldorf: 18/19 (zefa/Emely) 26/27 (DLILLC), 44/45 (David Muench), 64/65 (Macduff Everton), 70/71 (Ralph A. Clevenger), 76/77 (Jim Reed Photography – Severe &/Jim Reed), 90/91; Diem Beate (Privatarchiv), Reutlingen: 9; Getty Images, München: 34/35 (Photographer's Choice/Christopher Thomas), 54/55 (National Geographic Creative/Jason Edwards); Hemmen Nils (Privatarchiv), Stuttgart: 7; Klein Petra (Privatarchiv), Reutlingen: 83; Prof. Dr. med. Luft Andreas (Privatarchiv): 93; Ott Alexander (Privatarchiv), Zwiefalten: 17; Plainpicture: 84/85 (Fancy/RF); Sautter Volker (Privatarchiv), Tübingen: 4; Dr. Suchowerskyi Mstyslaw (Privatarchiv): 89; Südwest Verlag, München: 2/3, 94 (Christian M. Weiß); Urbanitz Michaela (Privatarchiv), Tübingen: 53; Dr. Vetter Jochen (Privatarchiv): 92

Lithografie

JournalMedia GmbH, Poing

Druck und Verarbeitung

Alcione, Trento

Printed in Italy

ISBN 978-3-517-08518-0
9817 2635 4453 6271

FSC
Mix
Produktgruppe aus vorbildlich bewirtschafteten Wäldern und anderen kontrollierten Herkünften
Zert.-Nr. SA-COC-002021
www.fsc.org
© 1996 Forest Stewardship Council

Verlagsgruppe Random House FSC-DEU-0100
Das für dieses Buch verwendete FSC-zertifizierte Papier *Profimatt* liefert Sappi, Alfeld